やさしい中医学シリーズ④

あなただけの美肌専科

楊《よう》暁《きょう》波《は》
楊《よう》達《たつ》 共著

東京薬科大学名誉教授
川瀬 清 監修

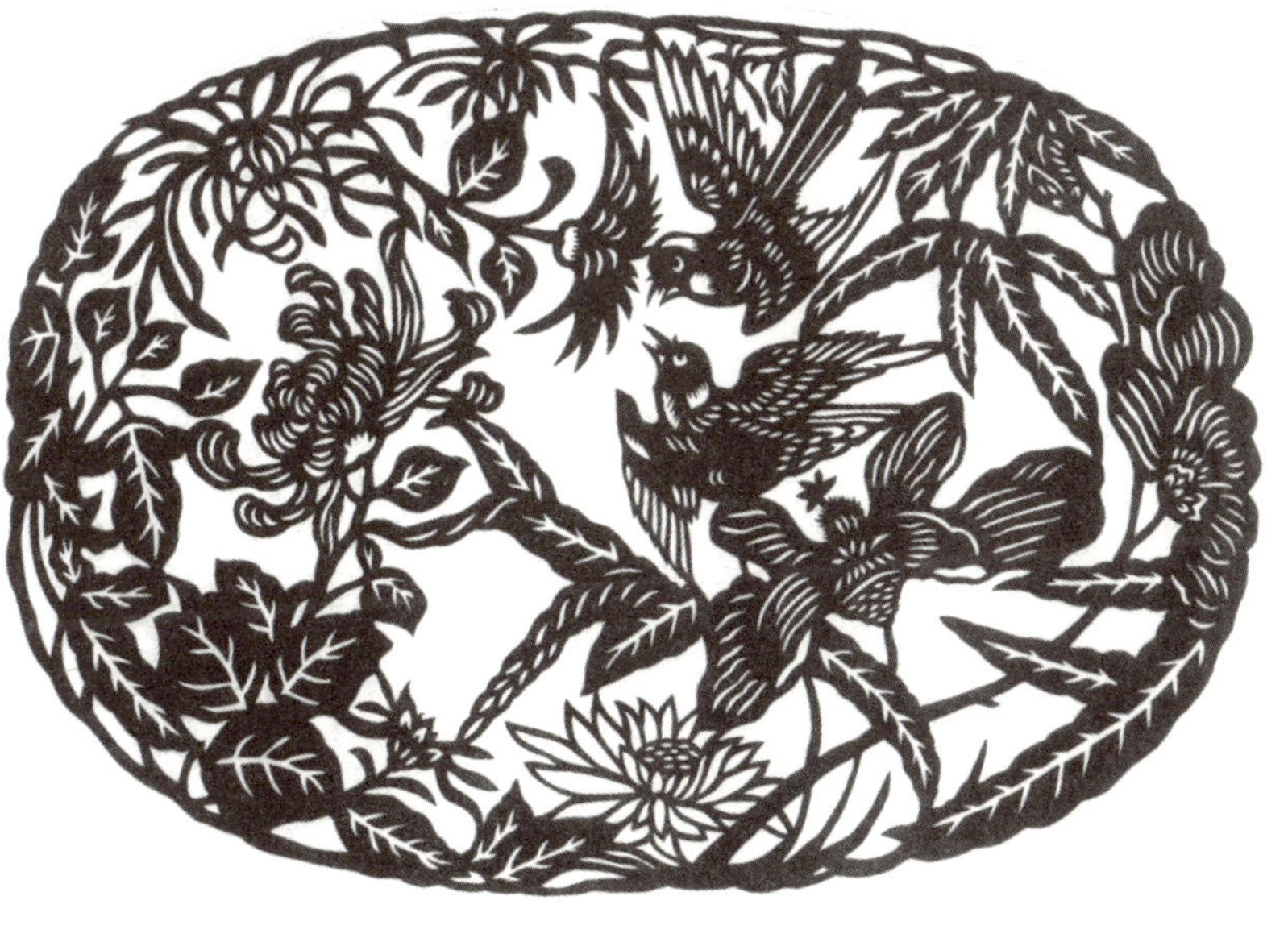

文芸社

はじめに

常に美しく、いつまでも美しく……。

「永遠の美」に対する女性の思いは古今東西、普遍のものだと思います。美を求めて努力しない女性は、おそらく皆無と言ってもいいでしょう。

情報の時代。さまざまな最新美容情報をゲット、「お肌に優しい」といったキャッチフレーズに惹かれて？ あちこちの化粧品にトライしているコスメフリークも少なくないでしょう。

数年前のデータによれば、日本の化粧品会社の数は大小合わせて二千社以上を数えるとのことです。企業の数は当然、PR活動に反映します。情報伝達の一番手に上げられるのはテレビとなるでしょうが、それを支えるCMの六割が化粧品関係、というのもうなずける話です。

また、市販流通している多くの雑誌において、美容関連の広告を目にしていることでしょう。女性向けの雑誌なら、三分の一以上が美容関連の広告で占められているものが多い、といった調査結果もあります。

それだけたくさんの情報が流れているのに、世の女性たちの肌に対する悩みは減ることがないようです。それどころか、時代の進行とともに増える生活習慣病同様……と言っても過言ではなさそうです。

「生理期に皮膚がひどくなる」

「数年間使用している化粧品にかぶれた」

「顔にくすみとシミがある」

「青春期は過ぎたのにニキビが出る」

「若白髪が増える」


相談に訪れる女性たちの症状は実にさまざまなものがあります。

しかし、よくよく聞いてみると、大なり小なり内臓のどこかにトラブルを抱えている、といった共通点が浮上してくるのです。

「肌は内臓を映す鏡」

生活習慣を含む何かの原因によってカラダの内部に変調を来し、不良体質となった結果を肌が忠実にメッセージしているのです。

多くの人がここに気づいていないようです。

肌は体表部の壁として、全身を守るという重要な役割を持っています。同時に体内の健康度を表す大切な身体の一部なのです。内臓のバロメーターと言ってもいいほどの存在なのですが、肌のトラブルという局面だけをとらえてはいないでしょうか?

確かに化粧品などによる外部からの直接的ケアは、見た目には即効的効果があるかもしれませんが、根本的解決がなされていないので、長持ちしないばかりか、症状が進行する危険性もはらんでいます。

美肌は一日にして成らず……。

美肌とは素肌の美しさであり、素肌の美しさは健康の証明でもあるのです。

肌に何かのトラブルが生じて「美肌よ再び」と考えるなら、体内に起こっている変調の原因を突き止めて、不良体質を改善する必要があります。

これが遠回りのようで、実は近道なのです。カラダの健康を考えれば最善の道だとも言えるでしょう。

中医学では人間の体質について、自然、社会、家庭、個人などさまざまな環境が影響すると考えています。

〈体質は生まれつきだから……〉と諦めてはいないでしょうか？

中医学の中には「美肌になる処方」や「美肌のための養生理論」がたくさんあります。そしてそれは二千年以上に及ぶ〝歴史的臨床データ〟に裏書された理論なのです。

現在、市販されているスキンケア商品の中にも、中医学理論に適っているものも多く見受けられます。

本書は実際の相談例を挙げて、症状判断に至る考え方、その対処法について、中医学理論をベースにやさしく解説しています。

漢方薬、健康食品、薬膳、マッサージ、生活アドバイス……美肌獲得・回復のための一助になることを願っています。

東京薬科大学名誉教授
川瀬　清

あなただけの美肌専科

もくじ

3 漢方&ハーブで美肌をゲット! 73

4　美味しく食べて美しく――薬食同源

1

美肌になるために

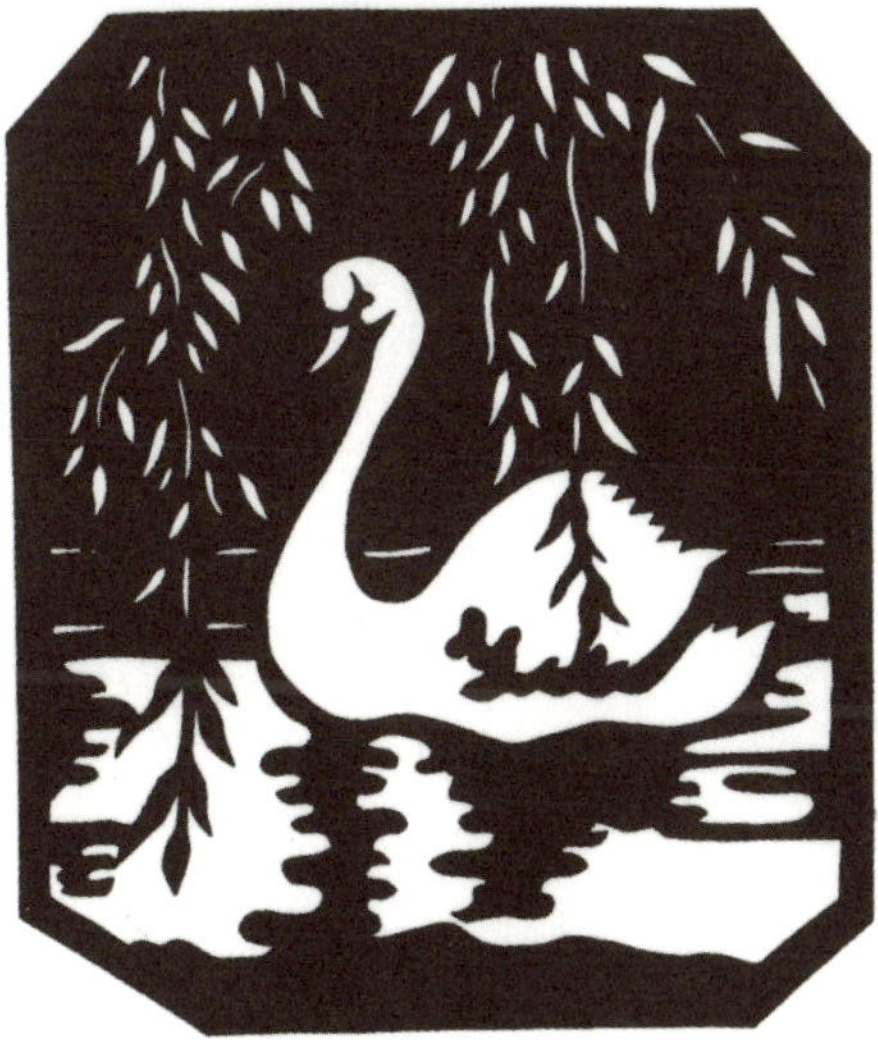

あなたは美肌ですか？

美肌の条件は六つ――「う」「つ」「な」「は」「だ」「け」

素肌の美しさはいくつかの条件により判断されます。

「う」「つ」「な」の三つは外から見た肌の状態を表します。直感的に他人に肌の状態を見せる、美肌の外見素因です。

「は」「だ」「け」の三つは肌の内側の状況を反映します。つまり、「う」「つ」「な」の外見を支える内面の基盤となります。

詳しく説明してみましょう。

「う」潤い――皮脂膜、角層の保湿因子、水分量など

「つ」艶――皮脂膜、細胞間脂質、脂腺の機能など

「な」滑らかさ――表皮の完全さ、表皮の含水量、真皮の弾力線維、膠原線維、網状線維、基質、血液循環など

「は」張り――表皮の含水量、真皮の弾力線維、膠原線維、網状線維、基質、血液循環など

「だ」弾力――真皮の弾力線維、膠原線維、網状線維、基質、ムコ多糖、電解質、水など

「け」血色――血液の豊富さ、血液循環など

この六つの条件を満たしているのが美肌と言えるのです。では、「う・な・つ・は・だ・け」を守るためにはどうしたらいいのでしょうか。

①皮膚の栄養を充実させる。
②全身を健全に保つ。
③血液循環をよくする。
④精神的安定をはかる。

つまり、美肌をつくり、保つには、外からの手入れではなく、むしろ「カラダの中からの美容」が大切なのです。それこそが「う・つ・な・は・だ・け」の基本です。

肌（皮膚）はカラダの在外器官

周囲の人に、「美しい」と感じさせるファクターには、大きく二つの要素があります。一つは、生まれつきの姿かたちがありますが、これは手術でも受けない限り変えることはできません。もう一つの要素が「肌」です。

私たちは生まれたばかりの元気な赤ちゃんの肌を美しいと感じます。しっとりして、すべすべで、まさに命の輝きを見るようです。赤ちゃんの肌がカサカサしていたり、くすんでいたりしたら、「き

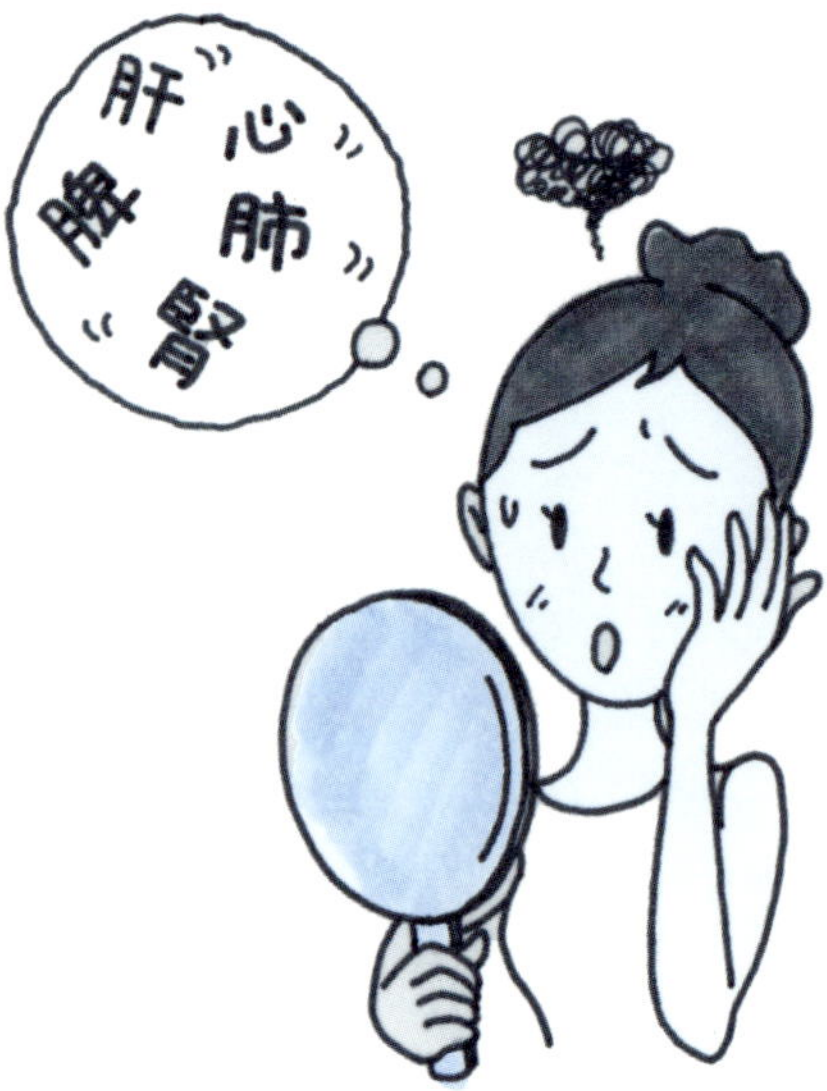

肌は内臓の鏡

れいな赤ちゃん」とは思えないし、どこか悪いところがあるのではないかと心配になるでしょう。肌の美しさは、同時に健康であることを表しているのです。

見た目に美しい肌は、体内の美しさ（健康）も意味します。若々しく輝く美肌は、人のカラダの美しさを表現するいちばん重要な外在器官とも言えます。美肌をつくり、維持することがいかに大切かわかるでしょう。

化粧品が溢れている時代です。化粧品を使っていない女性はほとんどいないでしょう。化粧品は女性を綺麗に見せるのが主な役割ですが、化粧を落とした後の肌の状態はどうでしょうか。素肌は化粧品だけでは決してよくなりません。肌の「質」は、カラダの内部からつくり出されるものだからです。

中医学では肌の「質」を最も重視します。「肌は内臓の鏡」との名言の通り、中医学の中には「美肌になる処方」や「美肌のための養生理論」などがたくさんあります。医学に美肌？と不思議に思う人もいるでしょうが、それは「美肌は内面がつくる」ということを言っているのです。肌は「五臓の状態を反映した外見」なのですから。

内面から「肌質の美」をつくり上げることには時間がかかりますが、長時間維持できます。一方、

「メイクでつくる美」はすぐに効果を得ることができますが、短時間で消えてしまうのです。真の美肌を追求するために、内面の美容と外面の美容を組み合わせて行なう必要があるでしょう。

体質によって肌も異なる

肌は体質によって状態が異なります。中医学的体質分類では、「陰陽和済（調和）タイプ」（ノーマルタイプ）のほかはあまりよくない不良体質とみています。そして、不良体質は乾燥肌やニキビ肌、シワやたるみのある老化の進んだ肌をつくり出してしまいます。なぜ不良体質になってしまうのでしょうか。生まれつき?

中医学では体質は、自然環境、社会環境、家庭、個人の心理、病気など多種の素因の影響も受けてできあがるとしています。また、薬の服用や日常使っている化粧品、染髪料などから影響を受けることもあります。

不良体質では、なかなか健康な美肌にはなりません。しかし、体質が変われば、健やかで美しい肌になれるのです。つまり、不良体質をつくったさまざまな要因をなくしていけば、体質を変えることができるのです。決してあきらめることはありません。

中医学による体質の分類

分 類	肌 色	体 形	その他
ノーマル	潤い、艶がある	中肉中背	目に力がある。カラダが元気。飲食・睡眠・便通が正常。
陰虚《いんきょ》タイプ	赤い	痩せ型	ほてり、のぼせ、かすみ目。口が渇く。
陽虚《ようきょ》タイプ	蒼白	肥満型が多い 痩せ型も混じる	寒がり、手足の冷え、まぶたのくすみ。元気がない。下痢しやすい。
陽盛《ようせい》タイプ	赤い	ガッチリ型	声が大きい。のどが痛くなりやすい。便秘。口が渇く。
痰湿《たんしつ》タイプ	白い	肥満型が多い	口の中が粘る。時には甘味がある。カラダが重だるい。むくむ。
気虚《ききょ》タイプ	蒼白 艶がない	痩せ型が多いが、肥満型も混じる	疲れやすい。風邪を引きやすい。息切れがする。食欲があまりない。
血虚《けっきょ》タイプ	黄色または蒼白。艶がない	痩せ型	肌がカサカサ。めまい、立ちくらみがある。不眠・夢をよく見る。時に動悸、しびれがある。
瘀血《おけつ》タイプ	汚れたような黒さ 鮫肌	痩せ型	目の周りが黒っぽい。髪の毛に艶がない。生理痛が激しい。できもの、肩こりがある。

色よりも潤いが大切

日本には「色白は七難を隠す」ということわざがありますが、中国の民間にも「一白遮三醜」ということわざがあります。「七難」と「三醜」……、どうやら、日本人のほうが白い肌へのこだわりは大きいようです。たしかに色白は女性の憧れです。しかし、中医学はそれにとらわれることはありません。どんな色であっても、素肌に潤い・張り・弾力・艶があれば、美肌として認められます。およそ二千年前の中医学の原典『黄帝内経《こうていだいきょう》』には、肌の色についてこんな記述があります。

赤い肌――（○）白い絹で鮮やかな朱砂を包んでいる様子
（×）暗い赤土の色
白い肌――（○）白鳥の羽根のような艶のある白色
（×）艶がなく、黄色みを帯びた岩塩の色
青い肌――（○）蒼璧（青い玉石）のように艶やかな色
（×）藍（光沢のない青染め）の色
黄色い肌――（○）絹で鮮やかな黄色い染料を包んでいる様子
（×）黄土色
黒い肌――（○）重漆（つやつやした黒うるし）の色
（×）地蒼（黒い炭）の色

いかに、肌の「質」を重視していたかわかります。いろんな色を帯びていても、艶と潤いがあれば、それは「精明の色」（最高の美しい色）を持つほんとうの美肌です。

肌は変化をキャッチする

肌には安定している時期と不安定な時期があります。体調がよく、内臓の働きが正常、気血（肌の栄養物質）のめぐりは順調、精神状態が安定していて、自然や社会環境との交流もうまくいっているときは、肌も安定していい状態を保ちます。

一方、図のように、生活のリズムが乱れ、気血のめぐりが順調ではなく、内臓機能が低下している時期は、肌も過敏になり、ちょっとした刺激でトラブルを引き起こします。大きな事件はなくとも、女性のカラダはいつも一定ではありません。毎月の生理、妊娠や出産、そして更年期と変化します。そんなときの肌荒れ、吹き出物、くすみなど、心当たりはありませんか。

不安定な肌

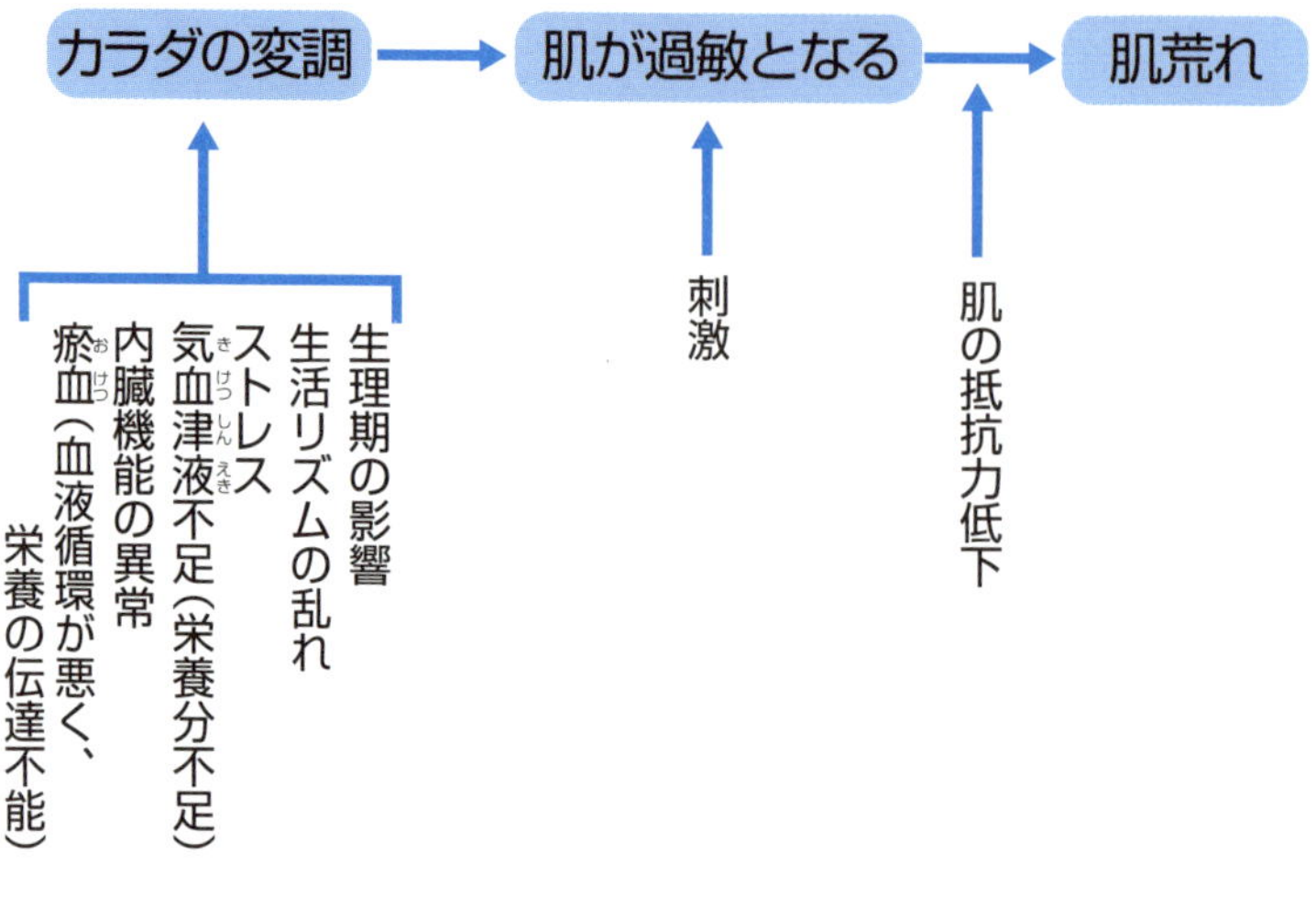

肌は内臓の鏡―内臓の機能活動が、老化過程に影響を与え、肌の状態を左右する

肌は体表部の壁として、全身を守ると同時に体内の健康度を表す大切なカラダの一部です。中医学の見方では、人体は内臓を中心にして血脈と経絡などのネットワークを通して一つの統一体にまとめられています。人の体表の疾患は経絡を経由して内臓の機能に影響します。逆に内臓の機能に失調があれば、その症状が体表にも現れます。

中医学の理論では肌が内臓と密接な関係を持つことを「肌は内臓の鏡」と言います。ここで言う「内臓」とは、「肝・心・脾胃・肺・腎」の「五臓」で、これらは西洋医学の心臓や肝臓とはかならずしも一致しない考え方ですから、まずそれを心に留めておいてください。

さて、ではこの「五臓」はいったいどんな働きをし、肌とはどんなつながりを持つのでしょうか。五臓が乱れたら、肌にはどんな影響が出るのでしょうか。また、そのときの対処は?

心

「心」の働きが弱くなり、気血が不足すると、肌を潤すことができなくなり、顔色が蒼白になって、艶がなくなります。中医学では「心の花は顔に咲いている」と言われる通り、いきいきと血色のいい顔色は「心」の状態にかかわっています。

肺

「肺」系統が衰弱すると、皮膚には潤いがなく乾燥してきます。中医学では「肺は皮毛をつかさどる」という説があり、肌にいちばん影響を与える内臓です。肌のバリア機能や肌に栄養を送る気力は肺系統に関連しています。肺系統が衰弱すると、十分な栄養が得られない肌は潤いをなくすのです。

五臓系統にトラブルがあったときの主な症状

内臓系統	主な症状	肌の症状	よく使われる漢方薬	お勧め健康食品
心系統	動悸 胸の痛み 不眠・多夢 物忘れ	顔面蒼白 艶がない	天王補心丹《てんのうほしんたん》 麦味参顆粒《ばくみさんかりゅう》	竜眼肉《りゅうがんにく》、大棗《なつめ》、 ハスの実、百合
肺系統	せき、喘息 多汗、風邪を 引きやすい	肌がカサカサ 艶がない 汗をかきやすい 蕁麻疹 ニキビ	補中益気湯《ほちゅうえっきとう》 衛益顆粒《えいえきかりゅう》 八仙丸《はっせんがん》	朝鮮人参、西洋人参 アンズ、松の実、百合 梨、ビワ、銀杏《ぎんなん》
脾胃系統	食欲がない お腹が張って 苦しい 便がゆるい むくみ	顔面蒼白または 黄色い 艶がない 痩せてむくむ 湿疹が出る	香砂六君子湯《こうしゃえいっくんしとう》 参苓白朮散《じんりょうびゃくじゅつさん》	朝鮮人参、大棗、山薬 サンショウ、インゲン豆、 もち米
肝系統	胸、脇、腹部 が張る イライラ 怒りっぽい 手足が震える	肌色は蒼白 ツメの光沢が なく割れやすい シミ、たるみ 湿疹、ニキビ	四物湯《しもつとう》 婦宝当帰膠《ふほうとうきこう》 逍遥丸《しょうようがん》	レバー、ナッツ、竜眼肉 枸杞子《くこし》、朝鮮人参 菊花、ミント、羊肉
腎系統	腰、膝がだるい 疼痛、耳鳴り 難聴、白髪 脱毛 インポテンス 不妊、生理不順 頻尿、失禁	シワが多い、 たるみ、シミ 白髪、抜け毛	海馬補腎丸《かいまほじんがん》 八仙丸	黒ゴマ、クルミ、桑の実 ニラ、エビ、牡蠣、羊肉、 枸杞の実、スッポン

肝

「肝」系統にトラブルが生じると、精神状態が不安定になり、わけもなくイライラし、胸や脇が張って苦しい感じがあります。また肝機能が弱っていると、疲れ目、かすみ目になることが多く、目を保護するために、枸杞子、菊の花、杞菊地黄丸《こぎくじおうがん》もよく利用されます。

爪の栄養は主に肝から受けているとされ、爪に艶がなく、割れやすいなどの現象がみられるときには、肝を養う四物湯、婦宝当帰膠などがよく使われます。

脾胃

「脾胃」は中医学では消化吸収機能と密接に関連づけられています。消化吸収機能が衰えれば、肌、唇、爪などが蒼白になり、カラダも痩せます。なかにはむくみの症状が出る人もあり、いずれも老化のスピードがアップします。美肌になるためには、脾胃の機能を高めなければなりません。

腎

「腎」系統は泌尿器系の機能だけでなく、生殖、発育をつかさどり、老化のプロセスに関わるたいへん重要な器官です。腎が虚弱すると発育が悪くなり、身長が伸びず知力も低下することがあります。成人は老化のスピードが速くなり、肌にはシワやシミが増えます。抜け毛、耳鳴りなどの老化症状もよくみられます。老化を防止して美肌を維持するために、腎を養うことは大事なポイントです。

美肌をつくり、それを維持するためには、化粧品などで表面的なケアをするだけでなく、漢方薬を利用して内臓を強くし、バランスを取り戻すなど、体質そのものの調整や改善に取り組みましょう。これが「カラダの中から皮膚を潤す」理論です。

column 1

中国四大美女の美しさのヒミツ

中国の四大美女は？　という質問はいかがでしょう。まずは楊貴妃、そして西太后を思い浮かべる人がいるかもしれません。しかし、あとの二人が出てこないのではないでしょうか。

実は中国の伝説的な美女ランキングの上位四人に西太后は含まれていないのです。

年代順の美女四人は――。

西施《せいし》（紀元前五〇〇年ころ）

中国ではあの楊貴妃をしのぐ美女と言われています。越王の句践《こうせん》は西施に歌舞音曲を教え込み、呉王の夫差《ふさ》に献上します。好色で快楽的な夫差はその美貌についにおぼれ国を滅ぼす……。宝塚歌劇ではこの西施を主人公に『愛　燃える』と舞台化しています。また芭蕉も奥の細道で「象潟《きさかた》や雨に西施がねぶの花」と詠ったほどです。

王昭君《おうしょうくん》（紀元前三〇年ごろ）

前漢朝末期。匈奴《きょうど》との和睦のために漢の後宮から嫁いだ美女です。敵への〝献上品〟だから、醜女でいい……と肖像画で選んだところ、本物は絶世の美女だったそうです。当時は皇室への売り込みのため、ワイロで手心を加えた肖像画が氾濫していたそうな。王昭君はそれをしなかったと言われます。

貂蝉《ちょうせん》（一八〇年ごろ）

三国時代。あの三国志演義を彩る歌姫です。正史にはその名を見つけることができません。後漢の大官・王允《おういん》を助けようと横暴を尽くす二人の武将・董卓《とうたく》とその養子・呂布《りょうふ》の間に入り三角関係をつくらせます。これを〝離間の計〟……これで貂蝉の虜になった呂布は董卓を殺してしまう、という歴史の主人公でもあります。

楊貴妃（七〇〇年代）

唐の時代。唐の六代皇帝・玄宗がその美貌に魅せられ、十八人目の息子の嫁を召し上げて自分の妃にしました。玄宗皇帝六十一歳、楊貴妃は二十一歳のときのことです。「貴妃」は称号で、本名は楊玉環《ようぎょくかん》と言いました。

歴史に語り継がれるような美女たちはいずれも、日々の養生に努力・工夫をしていた、と言えそうです。

楊貴妃は、『温泉水滑洗凝脂、待児扶起嬌無力』という詩に詠われたほど、温泉美容派として知られています。そして入浴後にもう一つのポイントがあります。入浴後には「保湿」のためのアフターケアが必要です。楊貴妃は真珠の粉を飲み、「楊太真紅玉膏」という秘伝の美容クリームでその美しさを維持していたのです。

真珠と言えば、もう一人の美女の代名詞、クレオパトラもその美貌を保つためワインに真珠の粉を入れて飲んでいたと言われています。

中国のバイブル的な薬草書『本草綱目』（李時珍著――一五七八年完成）には、『真珠は諸毒を排泄し、肉体を若返らせる万能の妙薬。飲んでは視力を増し、肌に潤いを与え、皮膚を再生する。顔に塗れば、シミ、シワが消え顔色が良くなる』と記載されています。

現代に一番近い存在の清の西太后は、多種多様の美容法を取り入れていました。それまでの伝統的な手法と、『清宮秘伝御方』に記載されている内容をうまくドッキングさせて、カラダの内面と外面の両方から美しさを追求したのです。

たとえば、真珠の粉の内服と塗布や玉の棒を使った顔とカラダのマッサージ、就寝前の卵白パック、金銀花液によるシワの予防、桃の花を使った洗顔と入浴、美容に良い薬膳料理……などがその方法としてあげられます。

最後にもう一人の美女をご紹介しましょう。

中国・唐の時代に王濤《おうとう》によって記された医学書『外《げ》台秘《だいひ》要《よう》』（七〇〇年代）に登場する武則天女帝（六二七～七〇五年）がその人です。則天武后とも表記される唐の高宗の皇后で、のちに政権を掌握し、自ら周王朝を建て、女帝となった美女です。

『外台秘要』には「武則天女帝が毎日、朝・晩に薬草で顔を洗った結果、わずか十数日で、みずみずしくてツルツルの肌になった」ことが記されています。その薬草の名は「益母草《やくもそう》」。長年使い続けた肌は、年を経てもなお若々しく、五十歳になったときでさえ、まるで十五歳の少女のような、なめらかな肌であったと言われています。

このように、古来から中国美人たちは、自然にあるものを上手に利用して、カラダに良い薬草や食材を常に生活の中に取り入れてきました。そして、その効能こそが肌本来の機能を高め、若さや美しさを保ち続けることができた最大の理由なのです。

よく、「中国には美人が多い」などと言われますが、それは、美しさを追求してやまない女性たちの、日々のお手入れの賜物であったと言えそうです。

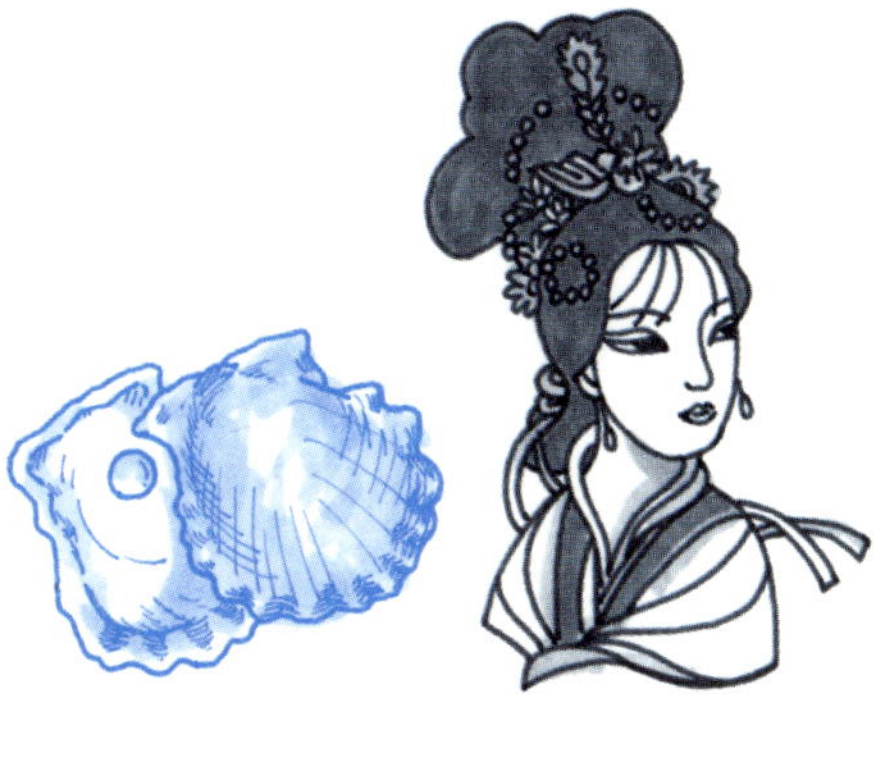

Q1 肌のタイプにはどんなものがありますか?

A1 皮脂の分泌量と皮膚表面の含水量によって分類されます。

肌の分類は年齢によるもの（児童、青年、中年、老年）、色によるもの（人種的を含む、生まれ持った肌色）、刺激に対する反応によるもの（ノーマルスキンとアレルギー性肌）などがありますが、もっとも利用されるのは皮脂の分泌量と皮膚表面の含水量により分類する方法です。

①乾性肌――きめが細かく、若いときは綺麗に見える肌ですが、皮脂分泌が少なく、潤いが不足、弾力が足りない。肌質は弱く、老化しやすい肌でもあります。老化にともなって、ザラツキが出、つっぱりやすく、刺激に対する抵抗力が弱く、シワが出やすくなります。中医学の考え方＝肌に栄養の供給不足、津液不足、気血が少ない傾向があると考えています。

②脂性肌――皮脂の分泌量が多い肌。顔が光っており、毛孔が大きく開き、鼻から両頬にかけて赤味を帯びています。シワは出にくいのですが、ニキビが出ます。中医学の考え方＝体内に不要な水分（湿）と熱（炎症など）がたまりやすいタイプと考えています。

③混合性肌——部分的にカサついたり、脂っぽかったりする肌です。毛孔は大きく、顔の部分（Tゾーン）は脂性で、他の部分は乾性というパターンが多いようです。

中医学の考え方＝養生の面で気血を養うことを中心として、熱がたまらないよう注意すべきだとしています。

④敏感肌——かゆみ、発赤、発疹などが出やすい肌です。

中医学の考え方＝バリア機能低下の気虚タイプが多いと考えますが、遺伝的体質の素因は無視できません。近年、敏感肌が増加する傾向があります。

Q2 自然と肌の関係を教えてください。

A2 自然界の気候変化は人間の肌に大きな影響を与えています。

中医学では人間が大自然の中でつくられた生き物で、大自然のリズムによりコントロールされ、相互に釣り合っていると考えています。大自然は人類が頼って生きていくために欠かせない条件となります。大自然のあらゆる変化が必ず人のカラダに影響を与えます。そして、それらの変化に対しカラダも必ず応えます。「人以天地之気生、四時之法成」（人は天地の気によって生まれ、四季の法則によって成り立つ…『黄帝内経』より）

自然界の気候変化は、そこで生活している人間にとってはすでに馴染んでいる自然現象ですが、これも人体に強い影響を与えているのです。

空気の流動→風　　気温の低下→寒さ　　気温の上昇→暑さ　　湿度の増加→湿気

湿度の低下→乾燥

中医学では「風、寒、暑、（火）、湿、燥」と言い、自然界の「六気」（正常な気候変化）と呼んでいます。六気のどれかが優勢になって、季節ができているのです。たとえば、夏には湿気と暑さが優勢ですし、秋は乾燥が優勢、冬は寒さが優勢になります。それらの現象は気候変化の正常な気候変化で、生物の成長を支えています。人間も同じで、四季の変化に適応し、肌もそれぞれの変化に応じて特徴を表します。

夏は気温が高く、湿気の強い環境ですから、皮膚の血管が拡張し、汗腺が開き、脂肪の分泌も盛んになります。そして秋から乾燥が始まり、冬になって気温が下がると、皮膚の血管が収縮して汗腺も閉じ、脂腺の分泌は低下します。

このように、季節によって肌は変化するのですが、気候の変化が正常の範囲内であれば、肌のトラブルは発生しません。つまり、人間と自然界の間のバランスは保たれています。しかし、気候の変化に異常がみられれば（たとえば、冷夏や暖冬など）、カラダの適応範囲を超え、病気を発生させやすくなります。異常な気候変化を中医学では「六淫」と呼びます。

肌はカラダの一番外側にあり、防護層でもあることから、気温の変化が真っ先に影響を及ぼし、トラブルを発生させます。それは人間と自然界の間のバランスが失われたということなのです。また、季節が変わるとき、その変化に適応できなければ、やはり肌にトラブルが発生しやすくなります。たとえば、突然異常な寒さを受けると、皮膚がしびれ、筋が重く、だるくなってカラダは冷たくなり、肌は蒼白か青紫になってしまいます。もっとひどくなると、痙攣現象もみられます。また、異常な乾燥を受けると、肌は乾燥し、皮がむけ、亀裂が生じ、艶も失われてしまうことになります。

当然、それぞれの季節ごとに多発する皮膚病がみられますし、季節ごとの皮膚の保護（養生や、治療方針も異なるわけです。

肌カレンダー――春夏秋冬

自然界には四季の変化があり、それに応じて肌にも異なる特徴が現れます。

「春」

植物が甦生し生命が溢れる季節ですが、ありがたくないものも蘇生します。ばい菌・ウイルスも冬から息を吹き返す時なのです。

また、春は風も強く、強風は肌を乾燥させ、抵抗力を低下させます。また、花粉症などによるアレルギー疾患（蕁麻疹など）、ウイルス感染症（単純疱疹ヘルペスなど）、伝染性紅斑などがよくみ

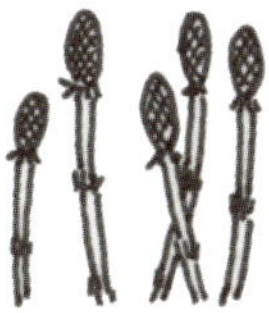

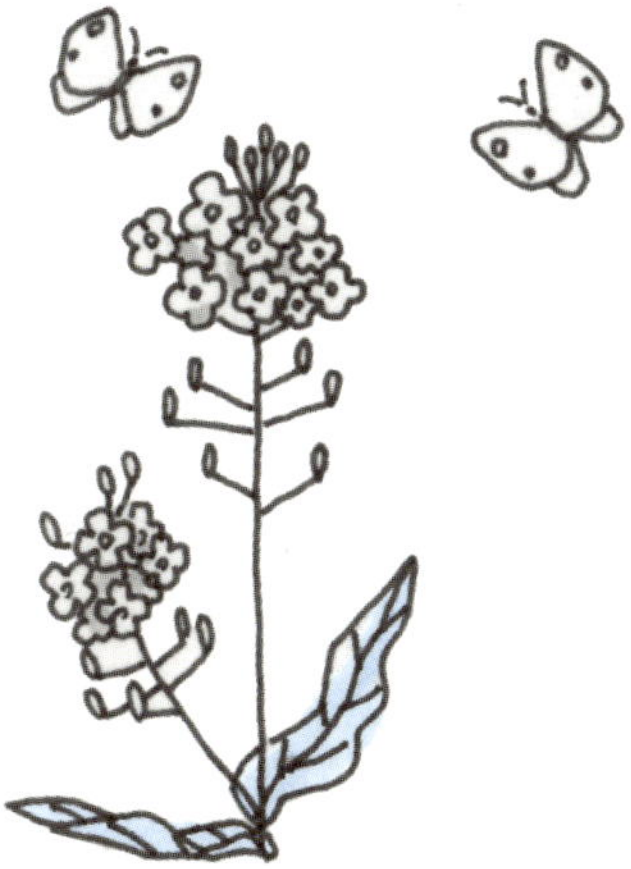

られます。

この季節、感染を予防し、抵抗力を増強することが大切です。天津感冒片《てんしんかんぼうへん》、板藍根《ばんらんこん》などの漢方の抗菌、抗ウイルス剤と呼ばれる薬は中国家庭の常備薬になっています。

また、バリア機能を高める玉風屏散《ぎょくふうへいさん》（衛益顆粒《えいえきかりゅう》）は、この季節によく使われる漢方薬です。

「夏」

気温が上がり、発汗量が増え、脂の分泌も旺盛、上気して肌も赤くなります。夏は湿気、高温、紫外線などの影響で、吹き出物、ニキビ、汗疹、毛包炎、とびひ、カビ、日光皮膚炎などが多発します。とくに梅雨の季節は湿気が多いので、湿疹、アトピー性皮膚炎などの疾患が悪化する傾向がみられます。

これらの肌のトラブルの発生因子は、主に「暑熱」と「湿気」であると考えられます。それらを取り除くこと（清熱利《せいねつり》湿《しつ》…熱を冷まし、不要な水分を除く）が重要なポイントになってきます。

金銀花、五行草、田七人参の花、板藍根などが熱を取る健康食品としてよく利用されます。治療薬には瀉火《しゃか》利《り》湿顆粒《しつかりゅう》、茵陳蒿湯《いんちんこうとう》

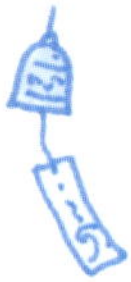

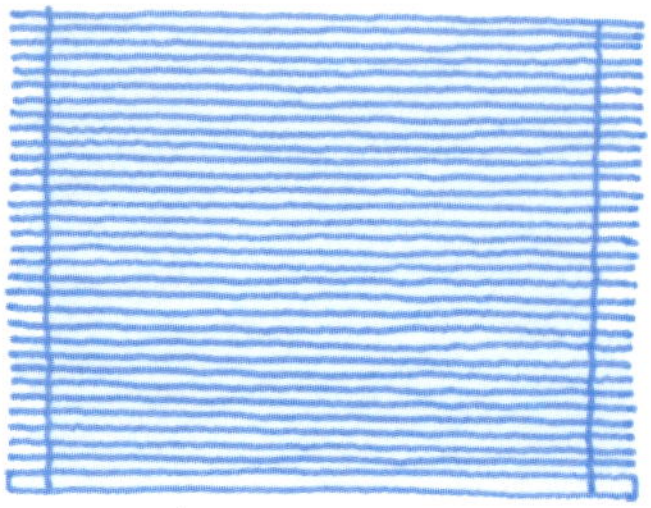

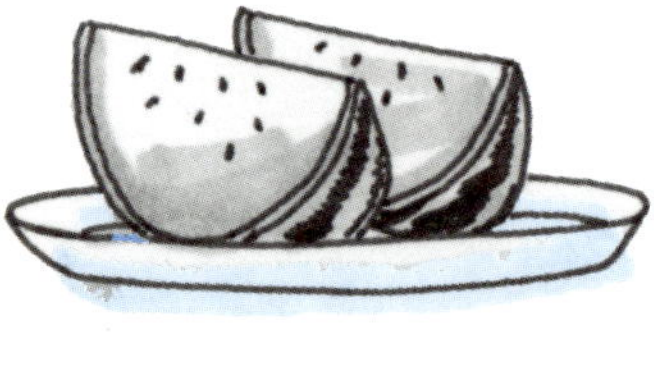

などの「湿と熱」を取り除く清熱利湿薬がメインに使用されます。

養生面では、ナマ物、冷たい物を食べ過ぎないようにしましょう。

また、冷房のかけ過ぎはカラダを冷やして「湿気」をつくり出し、湿疹、アトピー性皮膚炎を悪化させる原因になると考えます。

日焼けは中医学で「熱毒」の症状と考えます。対処には涼血清営顆粒を服用するほか、五行草一〇グラムを三〇〇ミリリットルの水で煎じ、冷めてから〝冷湿布〟すると効果的です。

「秋」

自然界も人間も乾燥の時期に入ります。肌はカサカサになり、乾燥性の皮膚疾患が多くなってきます。

皮膚掻痒《そうよう》症、老人性乾皮症などの疾患が発生、悪化するでしょう。

この季節にはカラダを潤わせ、皮膚を乾燥させないことがポイントです。そのためには、なし、みかん、バナナなどの果物をよく食べることをお勧めします。

健康食品も皮膚に栄養を与えるものを選びます。たとえば西洋

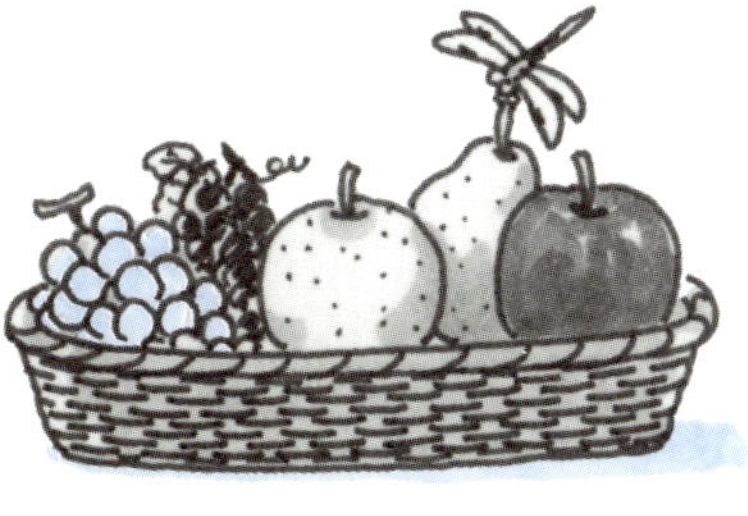

人参、沙棘《さーじ》など。麦味参顆粒、八仙丸《はっせんがん》などの漢方薬はカラダを潤す作用が強いので、この季節には有効です。

「冬」

一番厳しい季節環境は冬でしょう。

この季節、寒冷などの刺激によりしもやけ、レイノー病（共に末梢循環不良の人に発生しやすい）、寒冷性蕁麻疹、寒冷性紅斑などがよくみられ、また、アトピー性皮膚炎、手湿疹、乾癬《かんせん》、老人性乾皮症、皮膚掻痒症などが悪化するケースも少なくありません。

冬の寒冷の刺激に抵抗するために、中医学ではカラダを温め（「温」）、養い（「補」）、皮膚に栄養を十分に補充、皮膚の機能を強くすることが重要と考えています。

たっぷり栄養を摂ることはもちろんですが、治療薬として参茸《さんじょう》補血丸《ほけつがん》（カラダを温め、血を養う）、冠元顆粒（血流改善）などを服用して、しもやけ、レイノー病、冷えを防ぎ、血液循環の改善に努めましょう。

また、冬は皮膚を保護するスキンケアも欠かせない養生です。

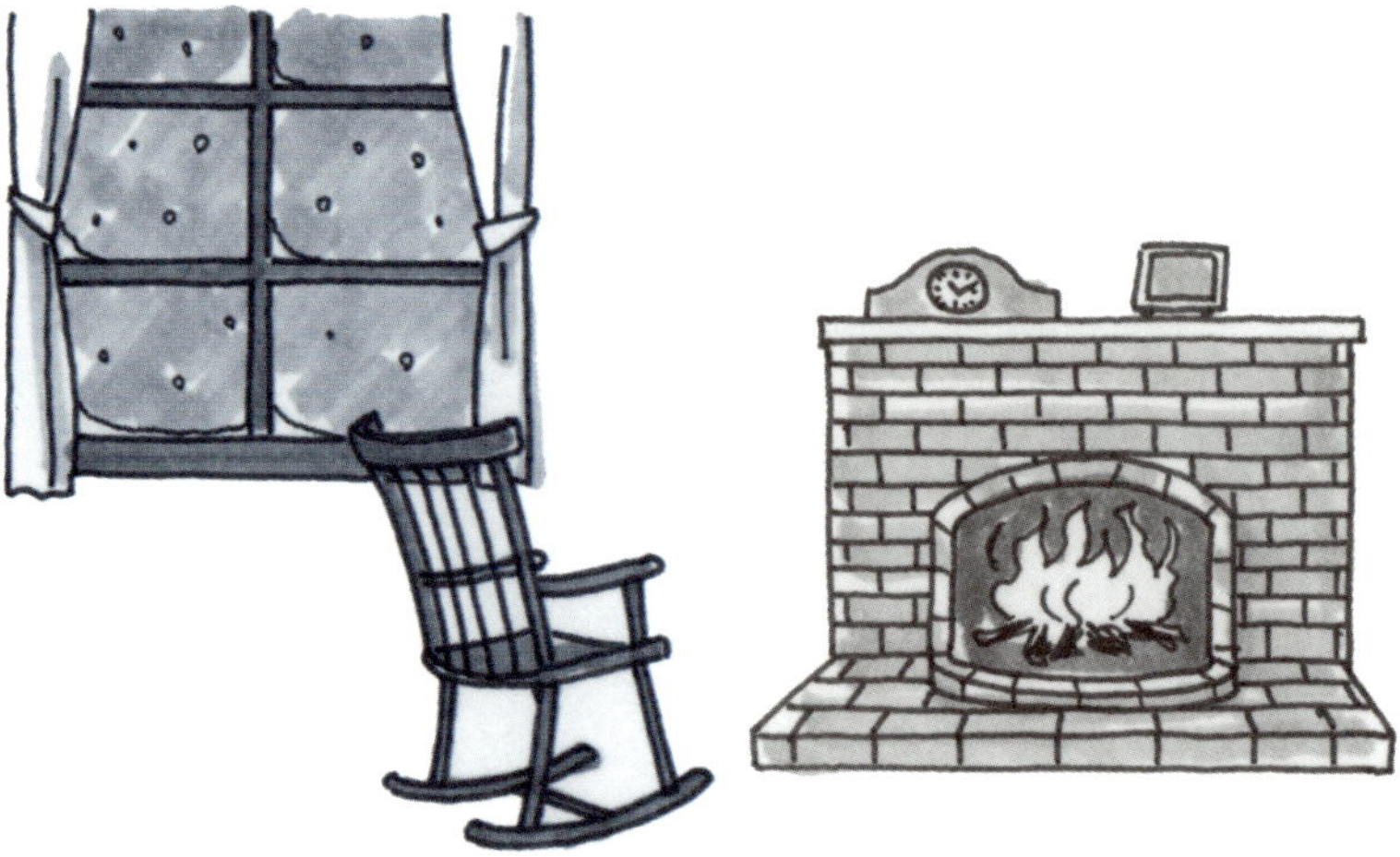

Q3 年齢と肌の関係を教えてください。

A3 加齢とともに肌も老化していくことは否定できません。

老化をいかに遅らせるかが「健康肌」維持の大切なポイントになります。

【子供の肌】

子供の肌は成人より薄く、傷つきやすくなっています。外観は平滑、きめはごく細かく、皮紋もはっきりしません。子供の肌には血管が豊富な上、血管が表皮に近いので、放熱量も多く、外界の温度に敏感です。

子供の肌は膠原線維と弾力線維が未熟で弱く、細胞含水量が成人より高いので、刺激を受けると、水腫（水泡）ができやすく、また、出血もしやすいのです。

この段階は、中医学では「臓腑は嬌嫩《きょうどん》（みずみずしい）で、形気は充実ではない」とされています。発育は早期段階で、体内の気血はまだ充実していません。肌には潤いがありますが、抵抗力が弱く、オムツかぶれなどになったり、虫さされのあとが化膿したりします。

【青春期の肌】

この時期の肌は発育の真っ最中。新陳代謝は旺盛。弾力があり、艶、潤いも最高の状態にあります。きめが細かく、滑らかです。この段階の肌は栄養分を十分に吸収しています。中医学では、内臓の機能がもっとも活発に働いている時期で、体内の気血は旺盛です、

もちろん、青春期には皮脂腺の分泌も旺盛で、ときにニキビなどの肌のトラブルを起こすこともあります。自分の肌のタイプを見分けた上で正しい保護することが極めて大切です。

【中年から老年段階の肌】

人は中年から老年に向かって老化が進みます、老化のサインとして、体力の衰えを自覚すると同時に、外見では、まず皮膚と髪の毛から老化は認められます。

中医学の古典『黄帝内経』には次のような記載があります。

「女子は三十五歳から顔に老いが見え始め、毛髪が抜け始めます。四十二歳になると、陽気が不足して、顔はますます老い、白髪が始まります。四十九歳では老化が進んで、生理がなくなり、生殖機能が衰えます」

この記載は現代人にもぴったりと合います。古代中国でも、肌の老いは老化の進行とともに明らかになってくることを認識しています。老化を遅らせることは美肌を守る最大のカギと考えました。いわゆる「抗老防衰《こうろうぼうすい》」の養生学説は、中医学の中でももっとも盛んな学説です。食養生、薬養生によっ

て素肌を守ることは、そのままカラダの老化を遅らせることでもあるのです。聞き慣れた「不老長寿」の言葉ともつながってきます。

Q4 年齢より老けて見えるのはなぜでしょう?

A4 老いはシワでわかります。しかし、若くてもシワができてしまうケースがあります。

ここではその原因を追究してみましょう。

シワだらけの顔をみると、しみじみ「歳とったわ」と嘆く人がいるでしょう。また、人の年齢をシワの具合で推測した経験もあると思います。年齢とともにシワが増えるのは当たり前ですが、また若いのに、シワがあり、増えている人がいるのはなぜでしょうか?

また、シワもないし、年齢も若いのに、老けて見える場合もあります。これはなぜでしょうか?

年齢が上がるにつれて、シワの増加だけでなく、肌のきめも粗くなります。きめが粗くなると、皮膚は乾燥し、カサカサ肌になっていきます。このような現象は、年齢だけでなく、他の原因によることがあります。これらは体内のリズムが崩れているときに現れる現象で、ひと言で言えば、肌が潤いを失い、老化と同じ状態になってしまっているのです。

アトピー性皮膚炎に罹っている人は、どうしても年齢より老けて見えてしまいます。中国には「早老面相」という言葉があります。皮膚の乾燥、炎症による皮膚の損傷による肥厚など、肌が老化の状態だからなのです。

生まれつき肌のきめが細かい人、粗い人、あるいは乾燥肌の人、ノーマルな人などがいますが、中医学の観点からみれば、体質の調整によって肌の質を改善することは可能です。反対に、生まれつきの肌がいくら美しくても、低下した内臓機能は肌に十分な栄養分（気血）を送ることができず、徐々に肌の潤いは失われ、カサカサ肌になったり、小ジワが出たりして、「老けて見える」ことになります。

中医学の古典『黄帝内経』には、「血と気が少なければ、ヒゲが伸びないし、目尻にシワが多くみられる……血と気が充実し、調和すれば、美肌になる」との記載があり、「痩せて艶がない場合は、気血が不足している」と断定しています。

乱れた生活を是正し、低下した内臓機能を高め、シワや乾燥を改善しましょう。不足している気血を養い、体内から肌に潤いを与えて「若く見える」ようになりましょう。

精密な肌年齢のチェックはふつう機械などによって行なうのですが、厳密に肌年齢を診断するのは極めて困難です。でも、自分の肌はどうなっているの？　と気になるのは当然。そこで、あなたの肌が老化しているかどうかを知るために、次の項目をチェックしてみましょう。

肌年齢チェックリスト

1 □ 不眠気味（睡眠不足）
2 □ よくイライラする
3 □ 洗顔後、化粧水をつけないと、肌がつっぱる
4 □ 毛穴が目立つように見える
5 □ 目じり、口の周りに小ジワが目立つ
6 □ めまい、立ちくらみが時々ある
7 □ 食べ物の好き嫌いが顕著。毎日晩酌をする
8 □ 髪の毛に艶がない
9 □ 皮膚に艶がない
10 □ シミが出ている（増えている）
11 □ 冷え性がひどい
12 □ 生理痛がひどく、よく鎮痛剤を使う。生理時に塊がある
13 □ いつも疲れる感じがある
14 □ 顔色が黒ずんでいる
15 □ 目の下にクマのような黒ずみがある
16 □ よくイライラする。風邪を引く
17 □ 頚部にシワがある
18 □ 涙袋（目の下のたるみ）がある
19 □ 紫外線対策はしていない
20 □ 肌の弾力が減っている

該当項目数

0～5項目→20代の肌
5～10項目→30代の肌
10～15項目→40代の肌
15項目以上→老化が進んでいる

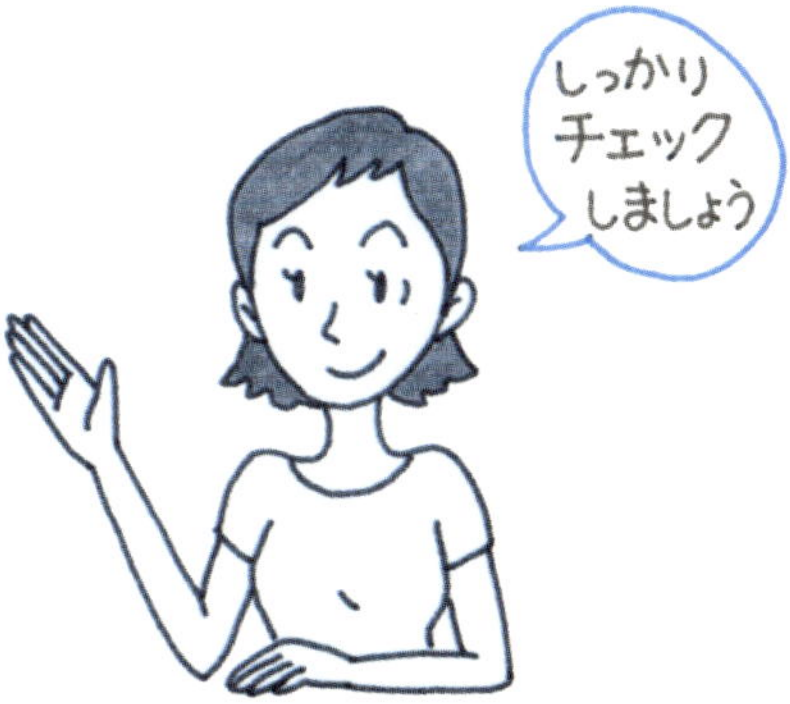

肌の老化

中医学の老化理論では、老化は、「虚《きょ》」＋「瘀《お》」によって進行すると考えます。

「虚」（衰弱・不足）は主に腎精（生殖、内分泌、代謝などの機能）の低下・衰弱、脾胃虚（消化吸収機能の低下）を指し、さらに、他の臓腑の衰弱または機能失調も含み、「瘀」は気血失調（めぐりの障害）または停滞、経絡・血脈の循環障害などを意味しています。

老化学説と病理（中医学）

虚 ＋ 瘀 ＝ 老化

虚：機能の低下（生理・病理を含む）
瘀：瘀血（血行障害など）

老化防止

虚を養う（機能を高める）＋瘀血を駆除
＋
体質を調整

① 老化と腎—主に腎虚・陰陽の変化によって老化を説明

中医学で言う「腎」は、単に内臓の一つを指すのではなく、泌尿生殖器系、ホルモン系、自律神経系、カルシウム代謝、免疫などの機能を含んでいます。つまり、腎は人間のカラダを支え、内臓の働きをコントロールする重要な役割を担っているのです。腎虚とは、腎の力が不足し、人間の生命力や免疫力、自然治癒力が低下することで、倦怠感、腰痛、頻尿などさまざまな症状として現れます。

腎系統は老化のプロセスと密接な関連があります。中医学では8の倍数の年齢で男の状態を、7の倍数での年齢で女のカラダの状態を説明しています。

二千年前の中医学の古典（『黄帝内経』）にこんな記載があります。

「女子は七歳から腎気が強くなり、歯が生え、髪の毛が伸びるスピードが速くなる。

十四歳（7×2）時に生殖をつかさどる機が生じ、血脈の流れが盛んになり、月経が始まる。

二十一歳（7×3）には腎気のバランスがよく、親知らずが生えてくる。

二十八歳（7×4）には骨などが丈夫になり、体はもっとも元気な状態である。

三十五歳（7×5）には陽明経の気が弱くなり、顔が老け始めて髪の毛も抜けはじめる。

四十二歳（7×6）には陽気が衰弱し、顔は老け、髪の毛は白くなる。

四十九歳（7×7）、生殖をコントロール経脈は衰弱で、生殖をつかさどる物質が非常に少なくなり、閉経して妊娠することはできなくなる」

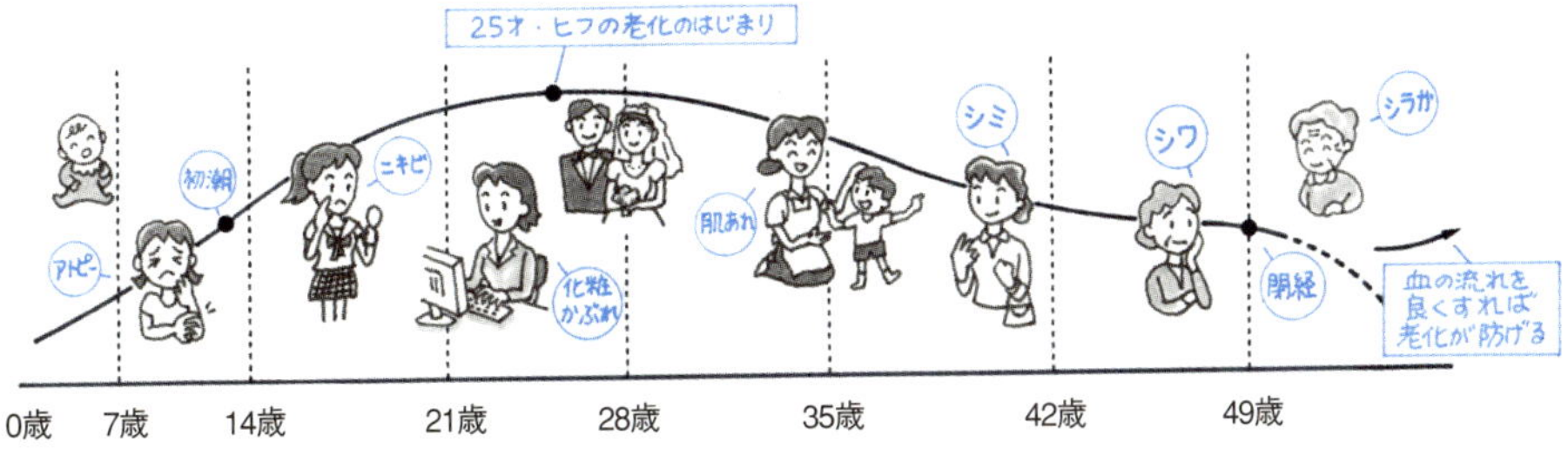

中医学の古典では女性は7年を基数として成長・老化すると考えます

②　老化と五臓、各臓腑の衰退と老化の関連―十年間を一つの段階として老化過程を説明

老化は腎の衰弱以外にも、他の内臓機能の状態にも関わっています。

③　老化と環境

人間は自然と社会環境の中で生きていますから、老化の進行も自然環境及び社会環境と密接な関連があります。厳しい自然や社会環境の中で生活している人たちは疾病になりやすく、老化のスピードは速く、平均寿命は短くなります。豊かな自然、恵まれた社会環境にいる人たちの寿命は長いのです。

④　老化は上から始まる

女性―「陽明脉衰　面初焦　髪初墜」…顔の潤い、艶がなくなり、シワが出る、毛が抜ける。
男性―「腎気衰、発墜歯槁」…歯がぐらぐらしはじめ、白髪が出る、毛が抜ける。

人体の十年周期

年齢	生理特徴	生命活動表現
10	五臓が安定。気血が全身を巡る。	よく走る。
20	気血が盛んとなり、筋肉の成長が目覚しい。	速く歩く。
30	五臓が非常に安定し、筋肉が強壮になる。気血が血脈に充満する。	穏やかに歩く。
40	五臓六腑、経絡・血脈が充満しているが、やや下降する。	理が疎散となり、シワ、シミが出る。白髪がみられる。座りがち。
50	肝気が虚弱しはじめ、胆汁の分泌が減少する。	目が悪くなる。
60	心気が衰弱しはじめ、気血不足となる。	ゆううつになりやすく、寝ることが好きになる。
70	脾気虚。	皮膚が乾燥してカサカサする。
80	肺気虚。	言語を間違えやすい。
90	腎気虚。臓腑・経脈とも虚弱。	
100	五臓とも衰弱。神・気が離れ、最後に世を去る。	

『黄帝内経』「霊枢・天年」より

column2

美肌のミ・ナ・モ・ト

美肌の栄養基礎となるのは気《き》・血《けつ》・津液《しんえき》です。

［気］　一種の生体エネルギーのことで、組織器官の生理活動を意味します。

［血］　血液およびその働き、カラダに栄養を与え、潤す作用を意味します。

［津液］　組織液、消化液など、人体中にあるすべての有用な水分を意味します。

気・血・津液の不足または失調は老化を加速することになります。

中医学では美肌をつくり上げるために、皮膚を養う栄養物質が必要となると考えています。それは血液と〝津液〟です。血液は皮膚を潤す以外に、主に栄養を提供します。津液は主に滋潤と潤いの作用を果たしています。その両者とも肌の「う・つ・な・は・だ・け」をつくり出す重要な「ミ・ナ・モ・ト」なのです。

そして、血液と津液を全身に運んでいくカラダの機能活動・新陳代謝の能力を〝気〟と呼んでいます。〝気〟が弱くなると、肌への栄養と潤いも減っていくわけですから、美肌をゲットするためには、その〝気〟を強くすることが重要だと考えるわけです。

〈気の話〉

中国では二千年前から、「気」についての明確な記述が存在します。

「人は痩せて艶がない場合、気血は不足している」

「血と気が少なければ、ヒゲが伸びないし、目尻にシワが多くみられる……血と気は充実し、調和をすれば、美肌になる」

「気血が少ない場合には、手が痩せて冷え症が著明」

中医学では「気」は新陳代謝と機能活動の能力として人体のエネルギーの元であることと認識しています。気の基本機能は次の五つがあります。

① 気は「釜下の火」のように全身を暖める働きがあります。それを温煦《おんく》作用と呼びます。気の温煦作用が足りなければ、カラダは冷えて新陳代謝のレベルが低下します。肌にはしもやけ、寒冷性蕁麻疹などが起こりやすくなります。

② 気は「蒸気機関」のように全身各部の働きに作用し、血液と津液を全身にめぐらせる能力がありま

す。それを推動《すいどう》作用と呼びます。

気の推動作用が足りなければ、各部の機能活動が弱くなり、血と津液のめぐりも悪く、瘀血（ドロドロした血液状態）と痰湿（不要な水分が溜まった状態）になります。肌はカサカサであざ、湿疹などが出やすくなります。また、髪の毛の艶もなくなります。

③気はガードマンのようにわれわれのカラダを守ってくれます。病原素因の侵入を防ぎ、体内の障害を修復してくれます。それを防衛作用と呼びます。気の防御作用が低下すれば、しょっちゅう風邪を引くなど、病気になりやすい状態になります。さらに、修復能力が弱いので、病気の罹患期間が長引くことになるでしょう。

④気はコントローラーのように各部の機能を正常に働かせ、器官の位置を維持し、血と津液を正常なルートに沿ってめぐらせる能力があります。それを固摂《こせつ》作用と呼びます。これが弱くなれば、出血しやすく、多汗になり、内臓の下垂に……。肌の症状では乾燥、シワ、たるみといった症状に現れます。

⑤気は体内の新陳代謝工場。カラダに受け入れた物(飲料、食べ物、光線など)を材料とし、さまざまな栄養分につくり変える一方で、不要な老廃物を体外に排泄させる能力があります。それを気化作用と呼びます。この気化作用が弱くなれば、新陳代謝のレベルが低下し、老廃物質が体内にたまって病気になりやすくなります。肌の症状はむくみ、湿疹などです。

気の働きを高めるための代表的漢方薬として、補中益気湯《ほちゅうえっきとう》をあげておきましょう。

〈血の話〉

血が肌に対する作用は主に栄養作用、そして潤す作用です。顔には血管が非常に豊富で、目と髪の毛も血の栄養に頼っています。さらにはその内部……精神活動も血によって支えられています。血が充実していれば、肌の血色、潤い、なめらかさを守ってくれます。

血が足りなければ、顔色・唇が蒼白、肌がカサカサ、血色がよくない、潤いがない、シワ、かすみ目、しびれ、唇の荒れなどの症状に現れます。もし、瘀《お》血がある場合にはシミ、目の下のクマ、鮫肌、あざ、しこりなどがよく認められます。

血を養う代表的漢方薬は四物湯《しもつとう》、婦宝当帰膠《ふほうとうきこう》、参茸補血丸《さんじょうほけつがん》などです。瘀血の駆除には冠元顆粒《かんげんかりゅう》、血《けっ》府《ぷ》逐瘀湯《ちくおとう》などがよく利用されます。

血を養う食品としては、松の実、ナツメ、ほうれん草、ニンジン、レバー、卵、黒キクラゲなどがあります。

〈津液の話〉

津液には栄養を営む体液として、全身を潤す作用があります。さらに脈管の隙間を通り、血に混ざり、血の成分になります。ですから、津液は血の物質基礎の一つにもなります。津液が充実していれば、皮膚の弾力がよく、みずみずしく、潤いがあるわけです。

もし、津液が不足すれば、肌の潤いがなくなり、カサカサ、シワ、たるみが出やすくなるでしょう。

津液のめぐりが悪くなれば、肌はむくみを生じ、水太りになります。

美肌をキープするためには、体内の津液を絶えず養わなければなりません。また、乾燥タイプの方も血と津液を養うことによってツルツルの肌に変えていくことも可能です。

血と津液を養う代表的漢方薬は麦味《ばくみ》参顆粒《さんかりゅう》、六味《ろくみ》地《じ》黄丸《おうがん》などです。

津液を養う食品としては、西洋人参、沙棘油、皂角《そうかく》の実、なし、ユリ、ミルク、白キクラゲ、ブドウなどがあげられます。

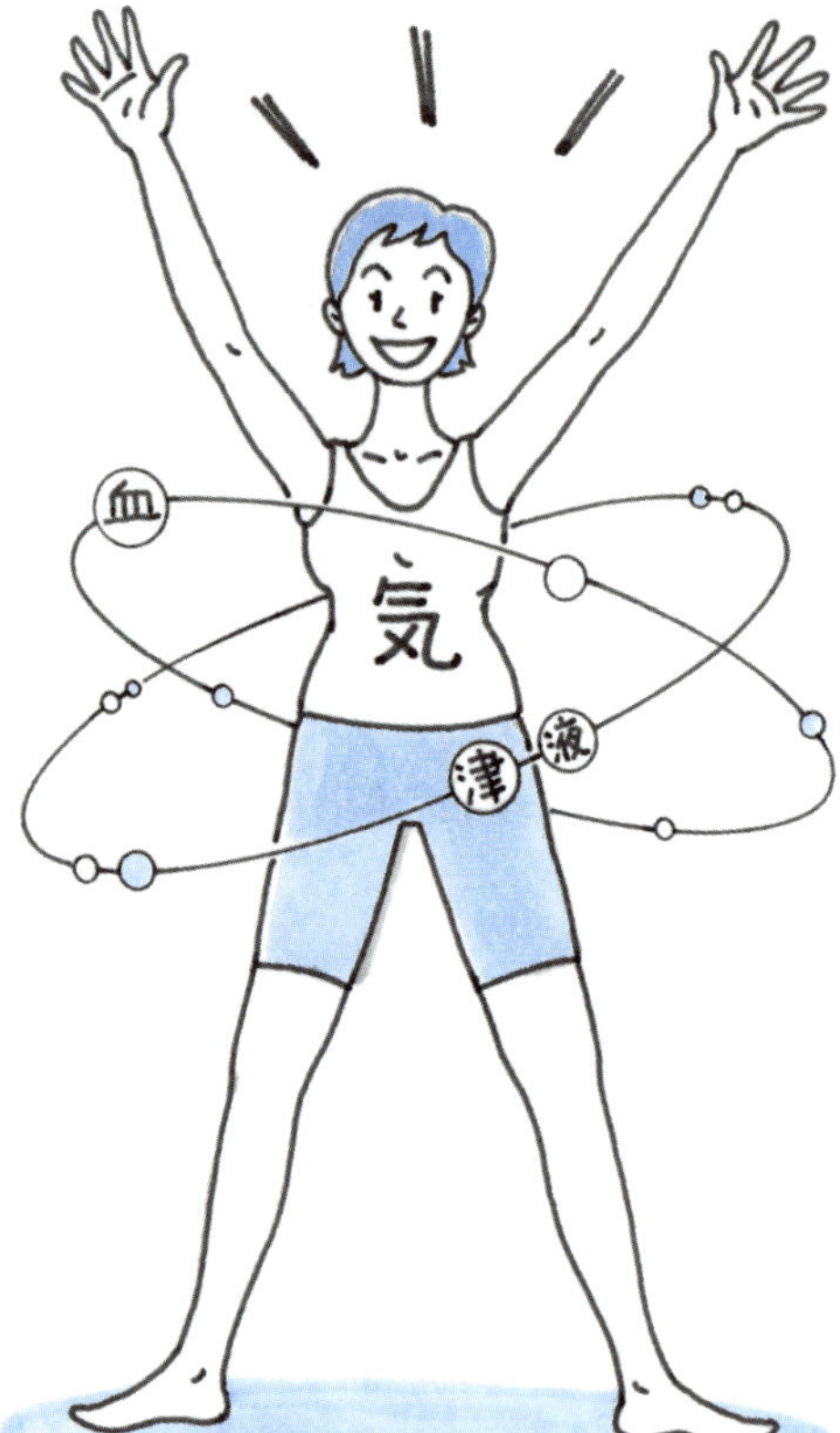

2

Case Study

健康美よ再び

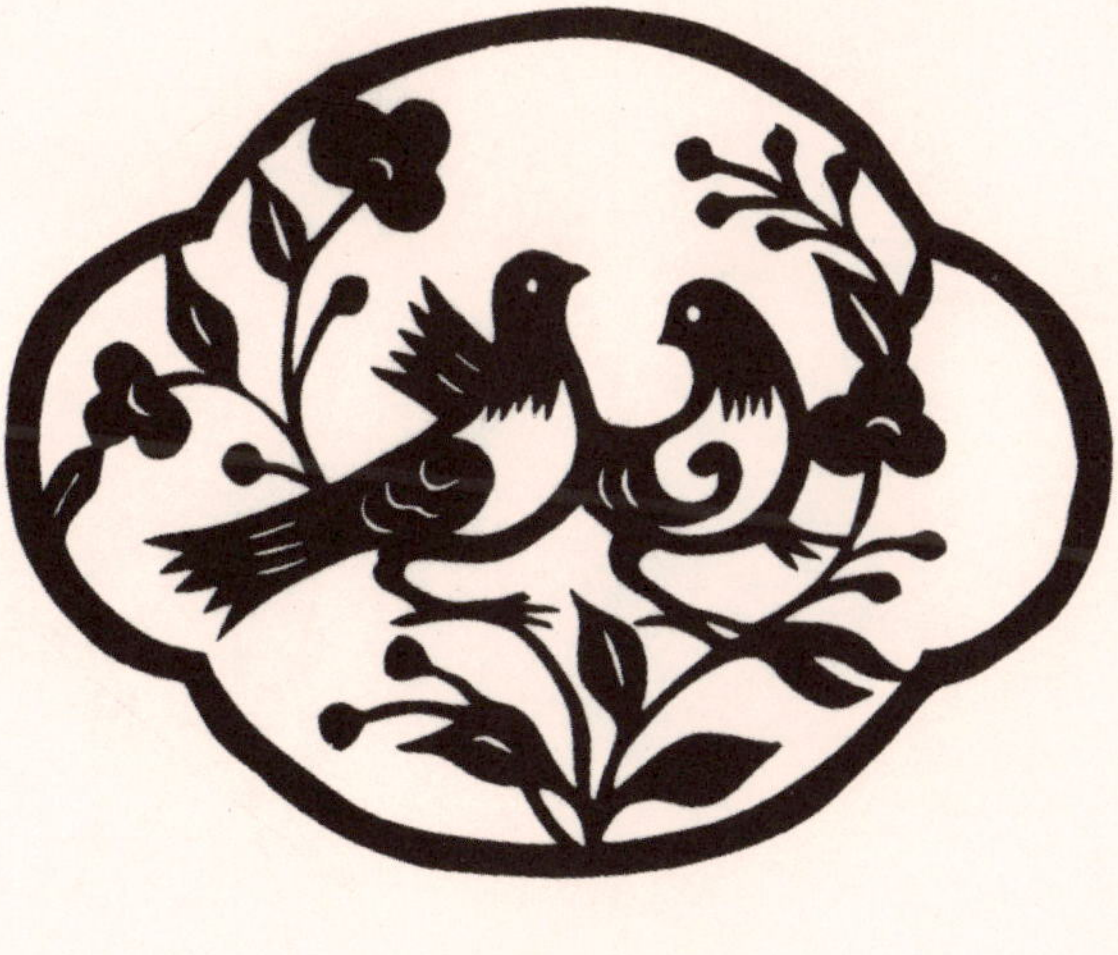

Case 1

ストレス性の吹き出物が出る

〈プロフィール〉

女性　二十九歳　看護師

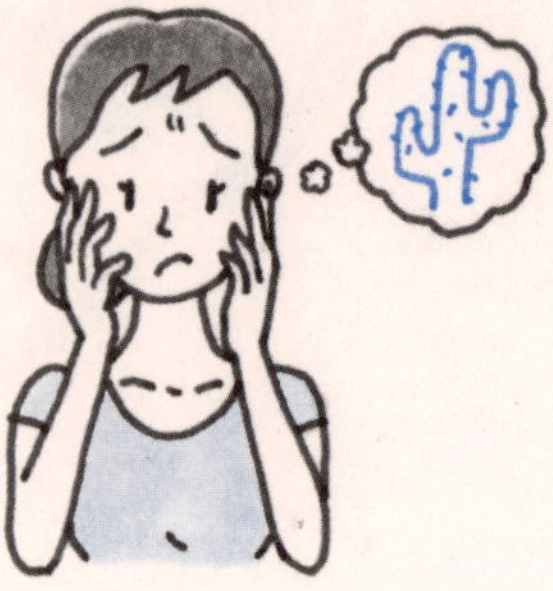

症状

生理期にはいつも吹き出物と目の充血に悩まされる。

生理は遅れることが多い。生理痛がひどく、生理前にイライラする。胸、両脇は脹れて痛い。腰痛、肩こり、頭痛もある。

運動をしても汗をかかない。疲れるとむくみが出る。朝、顔にむくみが出やすい。普段軟便で下痢をしやすい。

生理の前には便秘になる。めまい、立ちくらみがある。舌苔がピンク色で歯の痕が残る。

分析とアドバイス

星火逍遥丸《せいかしょうようがん》、涼血清営顆粒《りょうけつせいえいかりゅう》を服用。

生理七日前から冠元顆粒をプラスした。一ヵ月服用してから吹き出物は少なくなった。生理痛も軽くなった。

解説

吹き出物はホルモンのアンバランス（特に生理の前）と関係があります。それに影響する素因としてストレスが大きなポイントを占めます。

ストレスは肝の働きを悪くします。それを中医学では「気滞」と言います。気滞の状態が長くなると、カラダに熱がこもりやすく、目も充血してきます。また、血のめぐりも悪くなり、血はドロドロした状態になるでしょう。

このような時の養生方法は、まずストレスをためないように心がけましょう。

ストレスの影響を和らげるには星火逍遥丸、血の熱を冷ますには涼血清営顆粒が有効だと思います。吹き出物、目の充血は改善されるでしょう。血流をよくし、生理痛を改善する漢方薬は冠元顆粒などです。

Case 2

生理期に皮膚がひどくなる

〈プロフィール〉

女性　三十六歳　身長：１６５ｃｍ　体重：５３ｋｇ

症状

いつも、生理の前後に下腹部の皮膚が痒くなる。顔はカサカサ。三年前からひどくなった。冬になると、足のかかとの皮膚はひび割れが出る。手のあかぎれが気になる。普段から立ちくらみ、めまいがし、疲れやすい、疲れると低血圧傾向になる。生理の量が少ない。疲れ目。睡眠不足で、夢をよく見る。早く目が覚める。冷え性がひどい。

分析とアドバイス

弁証（タイプ）＝気血両虚《きけつりょうきょ》、皮膚失養《ひふしつよう》（気血が不足していて、皮膚を養えない）
治則（方法）＝補気養血《ほきようけつ》、滋養肌膚《じようきふ》（気血を養い、肌を潤す）
対処（服用）＝婦宝当帰膠、沙棘油《サージュ》（普段から服用）、当帰飲子（生理期に服用）

顔に沙棘クリームを朝、晩二回、化粧水の後に付ける。手、足のかかとに全身用のクリームを朝、晩一日二回。手を洗った後、必ずクリームを塗る。

一ヵ月後、冷え性、立ちくらみ、めまいという症状は改善された。治療を継続して三ヵ月（三つの生理周期）後、痒みは無くなった。肌もツルツルになった。

解説

皮膚の栄養は血液です。カラダに潤う血とその血をめぐらせるエネルギーの気は不足すると（→気血両虚）、皮膚の栄養失調になって、皮膚がカサカサになります。

特に生理のときには、子宮にたくさんの血が集まるため、全身にめぐり渡る血の量が少なくなります。この状態を中医学では「血虚生風《けっきょしょうふう》」（血が不足するとカラダの中に痒みなどを生ずる）

と言い、皮膚に痒みを生じます。

この方はいろいろな症状から判断して、気血不足とも言えました。

お年寄りの方はよく肌がカサカサして、痒みを訴えますが、それもこのタイプに属します。

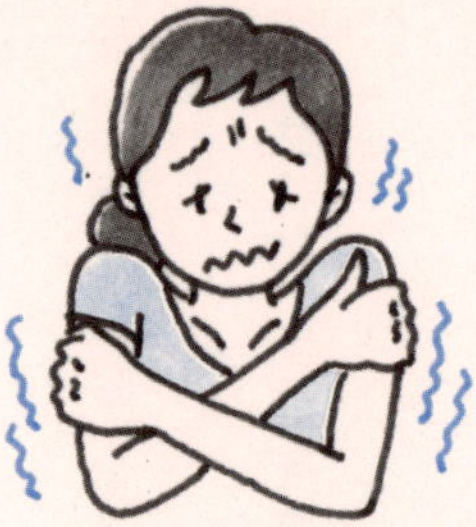

Case 3
顔が赤くなる

〈プロフィール〉

女性　三十七歳　ＯＬ　身長：１５７ｃｍ　体重：５２ｋｇ

症状

顔の赤みが気になっている。緊張するとひどくなる。冬の暖房でも同様。目がよく充血する。生理一週間ぐらいから目の疲れ、充血がひどくなる。口の周りがカサカサに乾燥する。生理周期は二八～三〇日、期間は五日、血の塊がある。

頭痛と生理痛があるため、一日目はいつも鎮痛剤を服用する。生理期に胸が張る。イライラする。ストレスをためやすい。

三年前から頭痛、肩こりがひどい。舌がピンク色で淡紅、舌苔が少なく、裂紋（舌のひび割れ）がある。舌の裏の静脈がミミズのように怒張している。口が乾いて、よく水分を取る。不眠にも悩んでいる。緊張すると動悸がする。

健康診断では、「コレステロールはやや高い」と言われる。

分析とアドバイス

弁証（タイプ）＝気滞血瘀《きたいけつお》、肝鬱化火《かんうつかか》（ストレスが多く、気血のめぐりが悪い。熱がこもっている）

治則（方法）＝理気活血《りきかっけつ》、涼血解毒《りょうけつげどく》（リラックスさせ、血流の改善を図り、熱毒を除く）

対処（服用）＝冠元顆粒、星火逍遥丸（普段から服用）。生理十四日前から、あるいは基礎体温が高温期になったときから涼血清営顆粒をプラス。

日常的に「よく深呼吸する」（→閉目養神《へいもくようじん》）ことをアドバイスした。

一ヵ月後、頭痛、肩こり、生理痛がよくなり、鎮痛剤は不要になった。二ヵ月後、目の充血、顔の赤みも気にならなくなった。

解説

このタイプは中医学では、ストレスが多いため、肝気の流れが滞る、と判断します。自律神経をつかさどる肝の機能が停滞することを「肝鬱化火《かんうつかか》」と言い、この状態が長引くと「火になる」と解釈します。火は燃えて上にあがるので、顔が赤くなったり、目が充血したりするのです。

緊張するとさらに増悪します。特に女性は生理の前に黄体ホルモンの関係で体温が高くなるため、血の中に熱がこもりやすくなります。そして血液の中にこもっている熱が強くなり、症状がひどくなるのです。

同様に気の流れが悪いと血液の流れも悪くなります。そして頭痛、肩こり、舌の裏側の静脈が拡張するという症状が現れるのです。

疏肝と血流の調整が必要です。肝のたかぶりを収め、リラックスさせるための漢方薬として星火逍遥丸などがあります。血流を良くする漢方薬は冠元顆粒などです。

特に生理前の高温期にこもりがちな熱（血熱）を取るには、涼血清営顆粒などが有効でしょう。

Case 4

数年間使用している化粧品にかぶれた

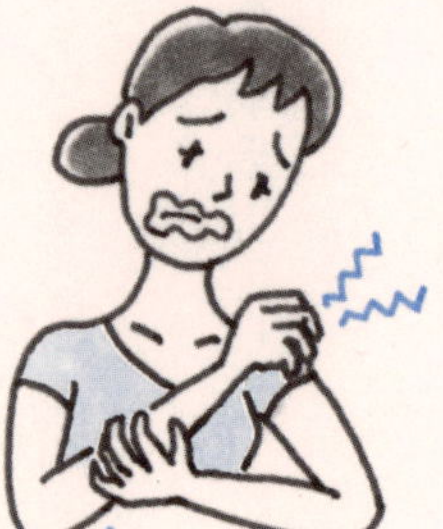

〈プロフィール〉

女性　四十七歳　太りぎみ

症状

半年前から顔に紅斑と吹き出物が出るようになった。赤くて痒い。病院からのステロイド外用軟膏を間欠的に半年ぐらい使用した。止めるとひどくなり、ジュクジュクと滲出液が出る。紅斑は首まで広がってきている傾向がある。普段、食欲は旺盛。睡眠も問題なし。小さいころから冷え性はない。健康診断で「中性脂肪、コレステロール値が高い」と言われて五年。

四十二歳の時、子宮筋腫と診断され、子宮、両側の卵巣を全摘出。その後、のぼせ、発汗の症状が出るようになった。舌はピンク色。苔は少ないが、苔があるところは白く厚い。普段から口が渇く。

分析とアドバイス

弁証（タイプ）＝湿熱血熱《しつねつけつねつ》（湿と熱がたまって、血にも影響が出ている）
治則（方法）＝清熱解毒《せいねつげどく》・利湿《りしつ》（熱を冷まし、余分な水分を取る）
対処（服用）＝瀉火利湿顆粒、三物黄芩湯《さんもつおうごんとう》、涼解楽《りょうかいらく》（普段から服用）

五行草液で顔に湿布する。一日一～二回。五行草クリームを外用。同時に使用している化粧品を病院でパッチテスト（皮膚貼付試験）をしてもらった。とりあえず、いつも使用している化粧品を止めることを勧めた。

一ヵ月後、紅斑、痒み、顔ののぼせは減った。二ヵ月後、完全に治った。体質改善、高脂血症改善のため、瀉火《しゃか》補腎丸《ほじんがん》、冠元顆粒を服用。病院検査の結果、やはり数年間使用している化粧品のアレルギーは陽性だった。

解説

この症例は子宮筋腫を手術してから、ホルモンのアンバランス状態になり、体質が変わったことが原因とみられました。手術後高脂血症になったことで、顔ののぼせがよく出るようになったのです。

中医学では瘀血、虚熱の状態と判断します。上に熱がこもりやすくなることによって、顔の皮膚は乾燥しやすく、バリア機能が低下し、敏感肌となります。それで、いつも使っている化粧品にアレルギーになったのです。

また、ステロイド剤を急に止めたこともあり、皮膚に紅斑、痒み、滲出液が出て、首にも広がってきたのだと思われます。この状態を中医学では湿熱、血熱と言います。

湿熱、血熱を取る漢方薬は瀉火利湿顆粒、三物黄芩湯、涼解楽などです。

養生はアレルギー炎症が起こらないように体質改善を図ることです。高脂血症証の治療、生活習慣病の予防がポイントになります。

Case 5

爪が薄くて割れやすい

〈プロフィール〉

女性　三十四歳　OL　痩せぎみ　一人暮らし

症状

二十歳ごろストレスでダメージを受けた。その後生理は三〇日から二～三ヶ月に一回……生理不順になった。コンピュータの仕事で、目の疲れを感じる。貧血気味。時々不眠になり、不安がある。いつも、寝つきは悪い。早く目が覚める。時々足の痙攣が出る。

食欲はあるが小食である。舌は淡いピンク色で苔は薄い。数年前から爪が薄く、割れやすくなってきた。爪を長く伸ばすともっと割れやすい。爪に横溝が出る。いつもネイル・エナメル（リムーバー）を塗り、爪の状態を隠している。

分析とアドバイス

弁証（タイプ）＝血虚肝鬱《けっきょかんうつ》（血が不足し、ストレスが強い）
治則（方法）＝疏肝調経《そかんちょうけい》、補《ほ》血安神《けつあんじん》（リラックスさせ、血を養い、生理を調整する）
対処（服用）＝星火逍遥丸、帰《き》脾《ひ》錠《じょう》、蟻製剤（普段から服用）

爪に沙棘クリームを塗り、パックする。
三ヵ月後、生理周期は一・五ヵ月に一回来るようになった。半年後に爪は治った。

解説

カラダの栄養（健康）状態が爪に反映するので、爪の病気は内臓から治療します。とくに肝から治療するケースが多いでしょう。この方はストレスにより肝の働きが乱れ（→気滞）、肝の造血に影響が出て、肝血不足になり、生理不順、生理が遅れる症状が現れたと思われます。

正常の時、肝は筋をつかさどります。肝血不足になると、足の筋の痙攣がよく起こります。中医学では爪は〝筋の余り〟と考えます。爪は筋の延長線上にあるものであり、肝血が不足すると爪は軟らかく、薄くなり、枯れて色が淡く、ひどいときには変形し、もろく割れやすくなるのです。

この方は一人暮らしなので、栄養のバランスの崩れ……ミネラル不足があったようです。血を養う機能が低下すれば、不眠、不安も出てきます。肝をリラックスさせる漢方薬として星火逍遥丸、血を養うために帰脾錠、たんぱく質、ミネラルを補うために蟻製剤をお勧めします。

全身の調整をし、正常な健康状態を戻すことができれば、爪は養生されることになります。外用的には沙棘《サージ》クリームなどで爪の栄養と艶を保護することがよいと思います。日常的にマニキュア、ネイル・エナメルを使用する方は爪の艶と質が悪くなりがちです。健康で綺麗な爪を維持するために、週に二～三回、沙棘クリームでのパックをお勧めします。

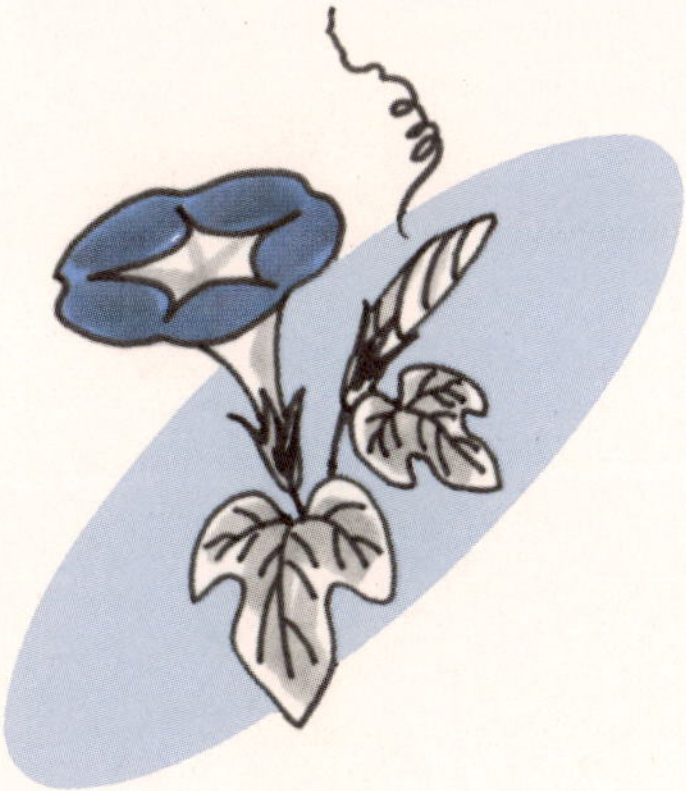

Case 6

目の周りのクマとくすみ

〈プロフィール〉

女性　十四歳　身長：165cm　体重：55kg

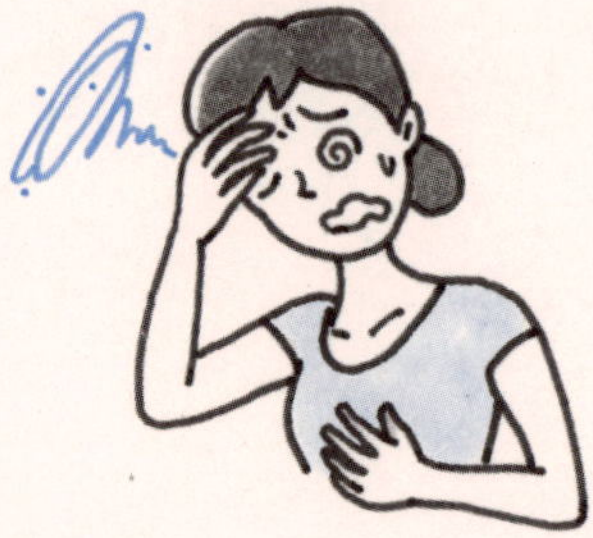

症状

目の周りのクマと顔のくすみが二年も続いている。最近不登校になった。普段からストレスをためやすい。学校でいろいろなことがあって、だんだんやる気が出なくなり、元気もなくなったようだ。イライラすることが多く、怒りやすい。特に生理の時にひどくなる。生理不順で遅れることが多い。生理の時に腰が重だるく、ときに耳鳴りもする。生理痛がある。血の塊がある。冷え性がひどい。不眠気味で、夢をよく見る。食欲はある。便通は一～二日に一回。

舌は赤みが薄く、舌苔は白い。瘀点（黒い点々）がみられ、舌の裏側の静脈がミミズのように怒張している。

分析とアドバイス

弁証（タイプ）＝気滞肝鬱《きたいかんうつ》、腎虚血瘀《じんきょけつお》（ストレスが強く、血のめぐりが悪く、腎が弱い）
治則（方法）＝疏肝理気《そかんりき》、補腎活血《ほじんかっけつ》（リラックスさせ、血のめぐりを改善。腎を補う）
対処（服用）＝星火逍遥丸、婦宝当帰膠、冠元顆粒（普段から服用）。

目の周りのツボの睛明《せいめい》、太陽《たいよう》、四白《しはく》、湧泉《ゆうせん》、そして足三里《あしさんり》をそれぞれ、入浴後に一〇〜一五回押す。

しばらくすると、目の周りのクマが気にならなくなった。前より気持ちに落ち着きが出てきた。生理痛は治った。冷え性もなくなった。（「5 自分でできる中医学エステ」参照）

Case 7

顔にくすみとシミがある

〈プロフィール〉

女性　三十二歳　身長：160cm　体重：55kg

症状

顔は黒ずんでいる。全身の皮膚色はやや黒い。水着の跡が一〇年以上たっても消えない。目が疲れ、充血しやすく、常にショボショボする。のぼせやすく、足の冷えがひどい。肩こり。めまい。動悸。疲労感。冷え症。不眠気味で朝起きるのがつらい。いつもイライラして不安感がある。生理期にひどくなる。胸に張りがある。生理痛がひどく、鎮痛剤を手放せない。血の塊がある。ときどき胃痛、胃がもたれる。食欲はある。頻尿で便秘気味。

小さいころ学校でいじめに遭った。八歳のころ急性腎炎で入院。

舌は暗い赤紫色で舌苔は薄い。歯痕がある。

分析とアドバイス

弁証（タイプ）＝肝腎気血《かんじんきけつ》、気滞血瘀《きたいけつお》（ストレスで血のめぐりが悪い）
治則（方法）＝補養肝腎《ほようかんじん》、活血化瘀《かっけつかお》（腎を養い、血流を改善する）
対処（服用）＝冠元顆粒、沙棘油、杞菊地黄丸、星火逍遥丸（普段から服用）。外用に沙棘クリーム。一週間一回、漢方の美白パック。

一ヵ月後、動悸、頻尿が改善され、よく眠れるようになった。便通は毎日一回となり、生理痛もなくなった。

その後、冠元顆粒を一回二包、一日三回に追加した。カラダの状態と季節の変化によって婦宝当帰膠、帰脾錠、補中益気丸《ほちゅうえっきがん》も服用した。

一年後、ほとんどの症状は改善され、水着の跡も無くなった。顔色は白くなり、透明感が出てきた。性格も明るくなった。

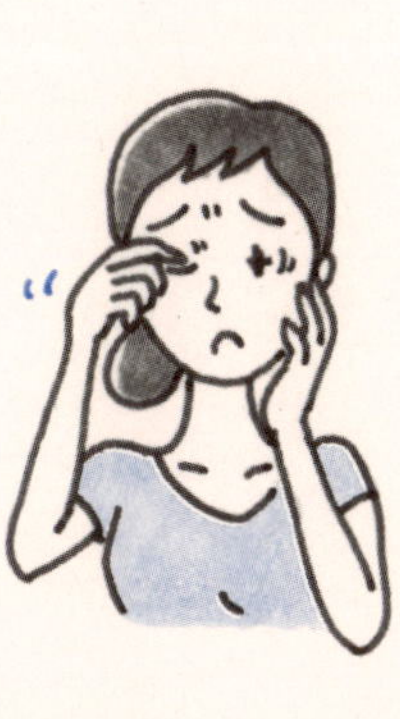

解説

このタイプは中医学では腎虚、肝鬱気滞、瘀血と認識されます。

目の周りにクマが出やすい、あるいは顔色がくすみやすいタイプはもともと、腎虚、気虚（冷え性、疲れやすい）、肝鬱（ストレスをためやすい）方が多いようです。

症状改善には腎、肝がポイントになります。補腎薬、補気薬、理気薬、活血薬を一定期間服用すれば、シミ、くすみを解決することができるでしょう。

日常的な養生は「よく休み」「ストレスを避ける」ことが大切です。

「気めぐれば血めぐる」……益気活血、理気活血には星火逍遥丸、衛益顆粒《えいえきかりゅう》がお勧めです。

Case 8

若白髪が増える

〈プロフィール〉

女性　十五歳　身長：160cm　体重：50kg

症状

一年前に左耳のうしろ、及び頭の項部に数ヵ所白髪が出た。その後、増える傾向にある。母親は四十五歳になってから、だんだん白髪が出るようになった。父親、兄弟三人は白髪がないのに、彼女だけが白髪が出ているのでとても気になっている。

十三歳から目の下にクマが出た。普段、疲れやすい、めまい、立ちくらみがある。食欲はあるが、食べる量が少ない。便秘気味……三日一回。緊張すると胃が痛くなる。いつもイライラして、怒りっぽい。特に生理の時、ひどくなる。生理の量が少ない。冷え性がひどい。

舌色は赤みが薄い。舌苔も薄い。

分析とアドバイス

弁証（タイプ）＝肝血不足《かんけつふそく》、肝鬱血瘀（肝血が不足し、ストレスと瘀血がある）
治則（方法）＝補益肝血《ほえきかんけつ》、活血烏髪《かっけつうはつ》（肝血を補い、活血、髪を養う）
対処（服用）＝婦宝当帰膠、首烏片《しゅうへん》、冠元顆粒（普段から服用）
一ヵ月後、便秘が改善された。疲れ、めまい症状も消えた。白髪が増えるのが止まった。
三ヵ月後、以前の白髪のところに新しい黒い髪の毛が生えてきた。

解説

この方は肝血不足のために、めまい、立ちくらみが現れたようです。肝の栄養が不足すると、肝の疏泄の働きが乱れ（気滞）、イライラして、怒りやすいといった症状が出ます。気の流れが乱れる（気滞）と、血の流れも悪くなってきます。そして目の下にクマができたり、舌の裏側の静脈がミミズのように怒張という症状に現れます。

婦宝当帰膠、首烏片で肝血を補い、冠元顆粒で血の流れをよくすることをお勧めします。

Case 9

髪の毛がバサバサで抜けやすい

〈プロフィール〉

女性　三十二歳　身長：167cm　体重：48kg

症状

髪の毛がバサバサで艶がなく、抜けやすい。白髪も出てきた。子供の時から冷え性がひどい。貧血。初潮は十四歳、いつも周期は遅れる。四、五年前から疲れると耳鳴り、難聴が出る。

分析とアドバイス

弁証（タイプ）＝腎虚血虚《じんきょけっきょ》（腎が弱く、血が不足する）

治則（方法）＝補《ほ》腎養血《じんようけつ》（腎と血を養う）
対処（服用）＝婦宝当帰膠、海馬《かいま》補《ほ》腎丸《じんがん》、沙棘油（普段から服用）

しばらくすると、髪の毛の質が変わった。艶が出た。耳鳴りが出る回数も減った。難聴も改善されてきた。白髪の広がりはなくなった。

解説

初潮が普通の人より遅い、疲れると耳鳴り、難聴が出る……腎の機能を高め、血を補うことが症状改善のポイントでした。

「髪の毛は血の余り、腎の華」という言葉があるように、貧血では髪の毛の潤いが足りなくなるのは当然なのです。その結果、髪の毛はバサバサになり、白髪も出やすくなります。

青年期における白髪は遺伝の関係があるでしょうが、多くはカラダのバランスの乱れと考えるべきかもしれません。

中医学では髪の毛を見て、カラダの気血の虚実、腎気腎精の強弱、血流の状況を判断します。白髪が出やすい場合は腎精不足、肝血欠乏、血流が悪いと認識します。改善には腎精、肝血を補い、血流の流れをよくすることを考えるのです。

3

漢方&ハーブで美肌をゲット!

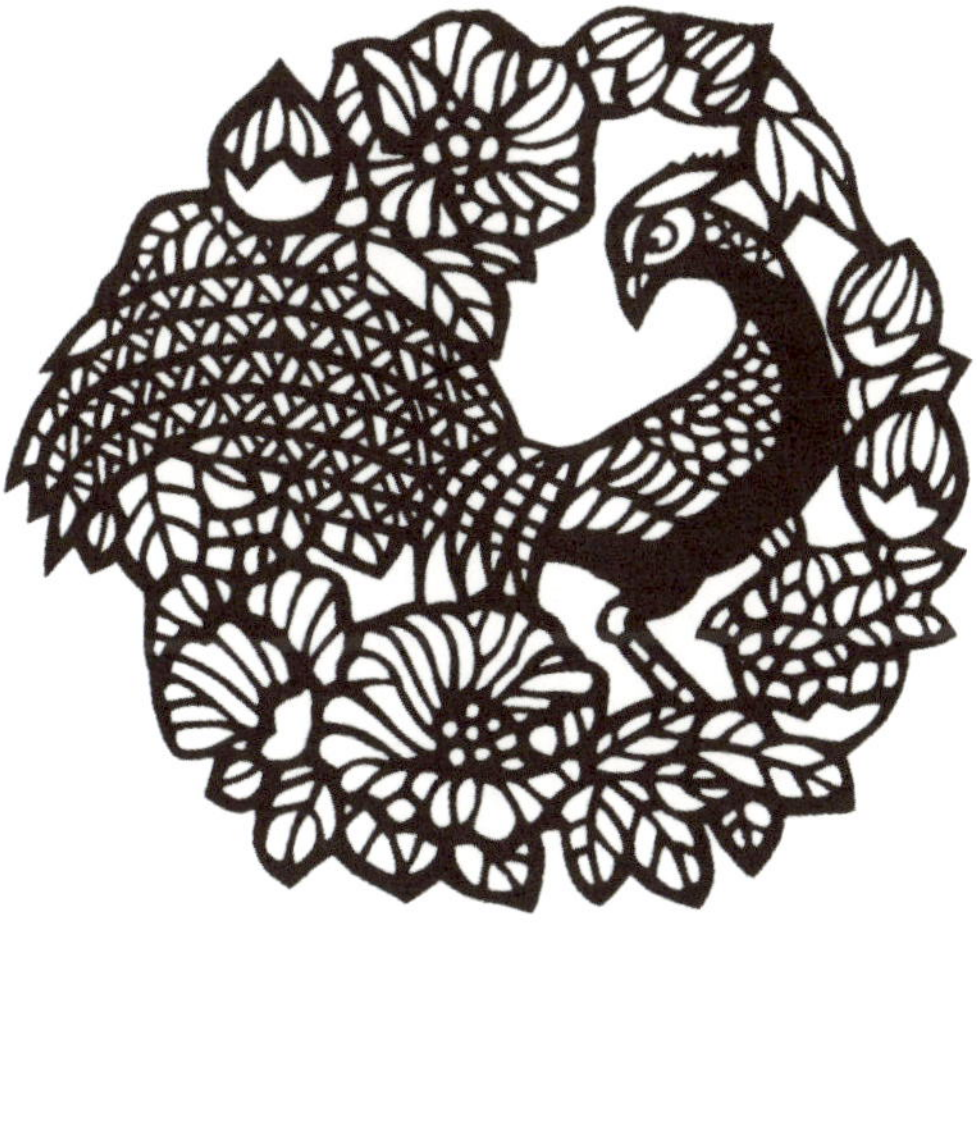

肌にダメージを与えるものは？

自然と調和し、内臓を健やかに保っていれば、本来、肌も美しく維持できるものです。しかし、現実には私たちの周りや内面には、肌を傷める要素がいっぱい。美肌の大敵をまず知りましょう。

六淫（風、寒、暑、（火）、湿、燥などの気候の変化）

もともと、気候の変化はカラダに害はないものです。しかし、その変化が激しく異常なものであれば、カラダは耐えられなくなってしまいます。そのとき、人間と自然界の間のバランスが失われ、肌にダメージを与えることになります。たとえば、「風」や「燥」は肌を乾燥させ、「寒」はカラダを冷やし、血の流れを邪魔します。「湿」「暑」「火」は皮膚に炎症、吹き出物、ニキビなどを引き起こすことがあります。

七情（喜ぶ、怒る、憂、思う、悲しい、恐ろしい、驚き）

七情は人間の正常な精神活動で、病気を起こすことはないはずですが、過度な感情変化は「神」を乱し、肌にダメージを与えます。

中医学では、人間の精神活動は内臓と密接な関連があると考えています。五臓も精神活動と関連して「五神臓」と呼ぶことがあります。

たとえば、脳を使い過ぎると、「心」「脾胃」を損傷して消化能力がダウンし、血虚にもなります。すると顔にシワが出やすくなり、肌の艶がなくなります。

恐ろしいことや驚くことにたびたび出遭うと、「腎」の機能が低下して、白髪、抜け毛がみられ、肌は黒ずんでたるみが出ます。恐怖のあまり、一晩で髪が真っ白になったという話を聞くことがあるでしょう。

悲しいことを経験した人は「肺」を傷め、元気がなくなります。肌はカサカサ、顔色は蒼白になります。怒ってばかりいる人の顔色は暗く、青っぽいものです。肌の弾力もなくなり、シワができやすくなります。「肝」が損傷している結果です。

過度な精神活動や動揺は、内臓の機能を阻害して新陳代謝を邪魔し、老化スピードを促進します。その結果、ニキビ、脂漏性皮膚炎、肝斑などとなって肌にダメージを与えることになります。

乱れた食生活（多食、偏食。冷たい物や、ナマ物を食べ過ぎる）

過食をすると、「脾胃」に負担がかかり、吸収と排泄の異常を発生させてしまいます。有益な栄養分を上手につくることができず、不要な水分（痰湿）をつくります。これが肥満、水太りのモトなの

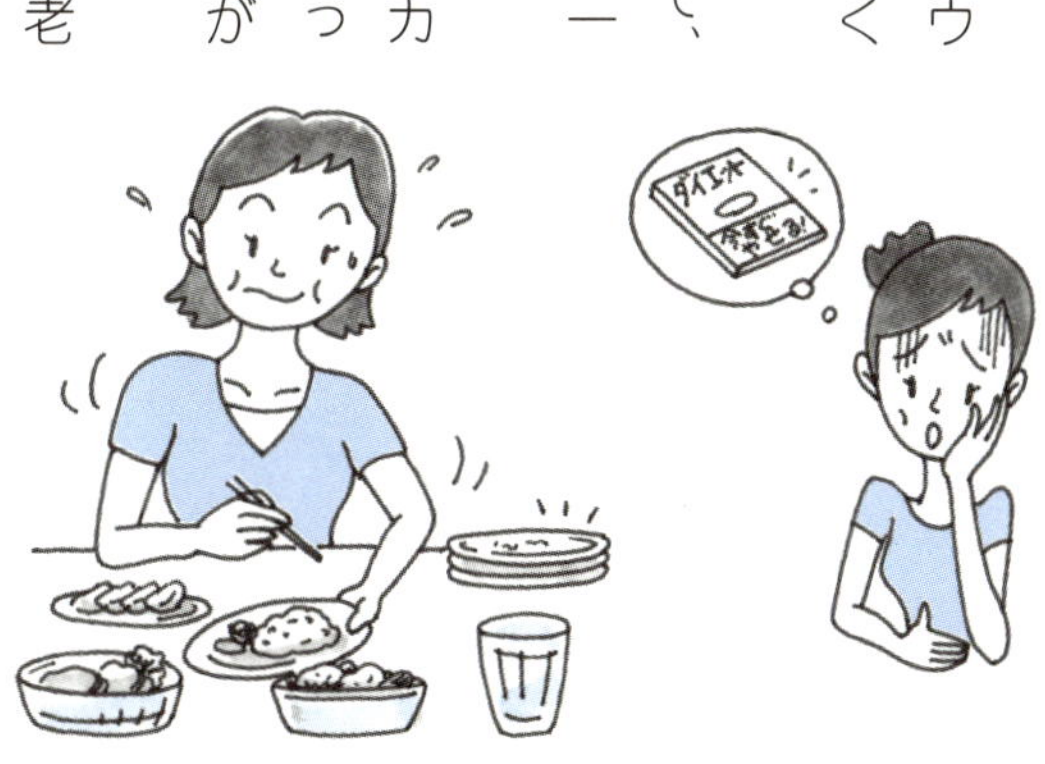

過食と無理なダイエット、どちらも美肌の大敵

です。ダイエットなどで極端な少食を続けると、気血をつくる栄養分が足りなくなって、確かにカラダは痩せますが、顔色は蒼白、皮膚はカサカサして、艶がなくなってしまいます。

日本の若者はよく冷たい物を食べたり飲んだりしますが、中医学では、冷たい物を食べ過ぎると脾胃に負担がかかり、冷え症になったり、肌がカサカサになったりすると考えます。辛い物など刺激的食物を食べ過ぎると、体内に熱症状を引き起こしてニキビ、吹き出物などをつくります。辛い物ブームにも注意が必要です。

過労または運動不足

過労には肉体的体力の過労と心理的過労の二種類がありますが、どちらも気血を損傷するので血のめぐりが悪くなり、肌に送る栄養分が減ってしまいます。その結果、肌の質を悪化させます。

睡眠不足

中国に「睡美人」という言葉があります。中国養生の名著『養生三要』に「安寝（安眠）は人生最楽なことだ」と記載されていますし、日本には「寝る子は育つ」ということわざもありますね。熟睡できることはカラダの調節にとって重要な条件です。睡眠不足であれば、前日の疲労を解消できず、気血のめぐりも悪くなって肌の艶もなくなります。睡眠を十分にとれば、肌は艶がよく、目の周りのクマもなくなります。充実した睡眠は美肌のための良薬と言えます。

紫外線

いつも屋外で仕事をしている人の肌が荒れていることが多いのをご存知でしょう。紫外線の照射によって肌は傷つきます。弾力線維、膠原線維などが変性を起こし、皮膚の老化が進むと考えられます。中医学では、紫外線の過度照射は熱毒と呼ばれ、避けるべきものです。

乾燥

乾燥した環境に長くいると、肌は次第にカサカサになります。肌にとって乾燥は大敵です。とくに乾燥肌の持ち主には深刻な問題です。では、乾燥タイプの人には改善する余地はないでしょうか。いいえ、あきらめることはありません。外面の保湿以外に、中医学では、気血を養う方法を用いてカラダの内面から肌を潤すことを強調しています。その方法で長く調節していくと体質が変わり、乾燥タイプの肌も次第に潤い肌になっていきます。

瘀血

「瘀《お》」は、血の滞りなどの意味です。瘀血とは血が停滞したり、脈管から離れて停留した状態を指

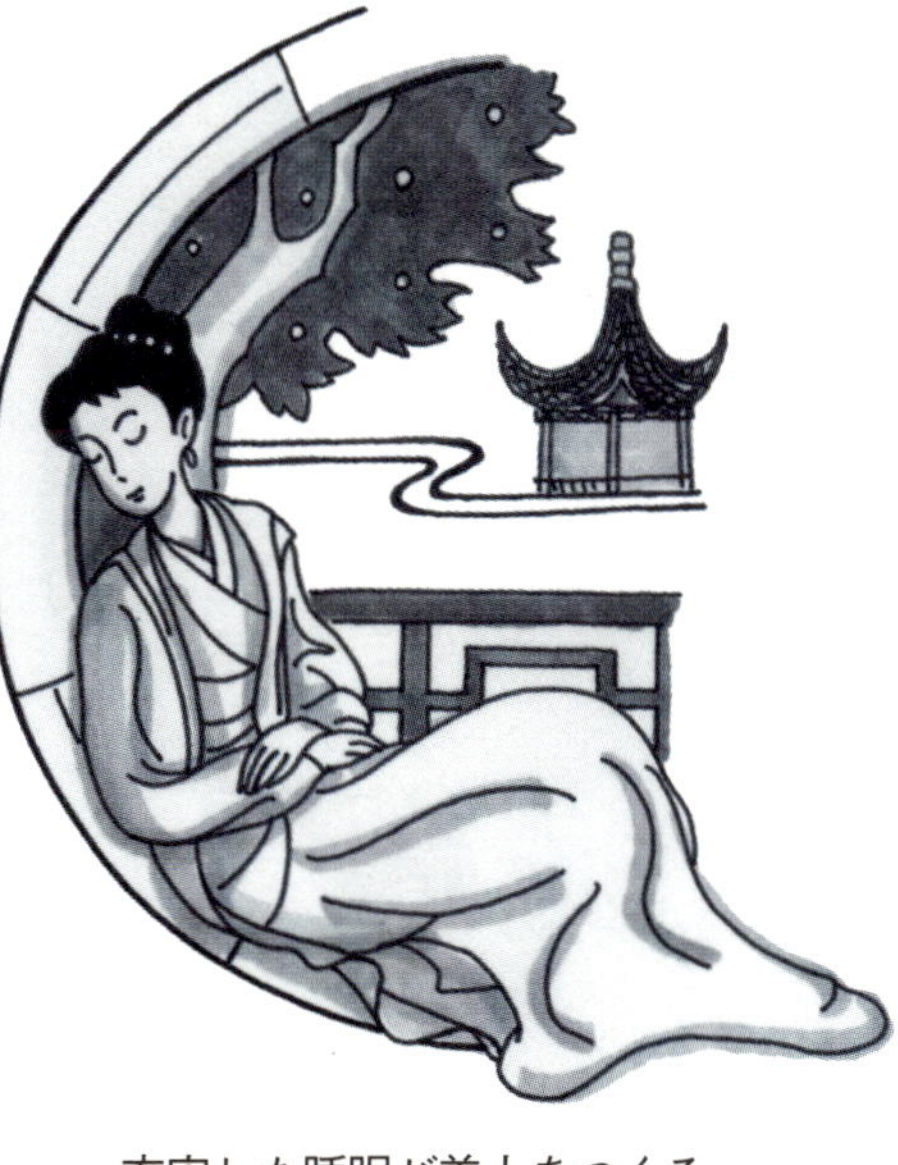

充実した睡眠が美人をつくる

します。

主に、①血液の循環障害 ②血液の粘稠、汚濁、流通不暢《りゅうつうふちょう》（流れがスムーズではない） ③出血 ④器官組織の増殖、変性、腫塊、硬化 ⑤各種の腫瘍、ガンなどの病理変化等の害をもたらします。

また、肌に瘀血があれば、潤いがなくなり、肌は黒ずんでカサカサするなどの現象がみられます。

慢性疾患

慢性疾患にかかっている人は、すでに体内のバランスが崩れている状態にあります。気血の不足、または気血の流れが悪くなっており、内臓の機能低下などによって肌に栄養を提供する能力が弱くなっているわけです。この状態で美肌になるのは非常に難しいことです。むしろ、慢性疾患を積極的に治療することが美肌になれる早道と言えるでしょう。

「くすみ」は疲れのサイン

誰でも一度や二度は、「疲れた顔をしている」と言われたことがあるのではないでしょうか。なぜ、周りの人にそのような印象を与えたのでしょうか。反対に、私たちが周りの人に、「疲れた顔をしているわね」というのはどんなとき？ それは顔色が黒っぽく見え、光沢がないと感じたとき、すなわち「くすみ」が明らかに見えたときではないでしょうか。

くすみは中医学では気血不足、瘀血、気滞によるものが多いと考えています。

瘀血の主要症状

1 瘀血痛：頑固な、場所が固定している疼痛、刺痛（刺されたような痛み）、締めつけられたような痛み、鈍痛、拒按（押すと痛い）。
2 瘀血出血、瘀血班：出血の色が黒く塊がある。紫班（あざ）がある。
3 瘀血腫：痛みを伴う、または伴わない腫瘍（肝臓腫大、脾臓腫大、子宮筋腫、卵巣腫瘍および腹腔内、全身各所の良性、悪性腫瘍など）
4 舌の瘀班、瘀点。または舌下静脈が青紫、拡張。

瘀血の一般症状

1 全身の症状：頭痛（刺痛、場所固定）、肩こり、痴呆、胸痛（圧迫感、刺痛）、半身麻痺、しびれ、痔、固定性関節痛（刺痛）、大便が黒い。
2 皮膚症状：皮膚が肥厚になる（苔癬化）、鱗のような外観、顔面が暗黒、色素沈着、目の周りが黒っぽい、目頭に黄色い脂肪腫がある。耳たぶに横方向の深い溝、シワがある。髪の毛が乾燥し、艶がない。あるいは脱毛。口唇チアノーゼ。ツメが黒紫色。黒い瘀血線が見え、手のひらが赤紫色。皮膚にクモ状血管腫、毛細血管拡張などがあり、皮下結節。
3 婦人特有の症状：生理痛、月経の遅れ、または無月経。月経の色が黒く塊がある。不妊症。
4 その他：慢性疾患はよく瘀血を伴う。高齢者の多くは瘀血症である。手術後、外傷後は瘀血を伴う。

肌に潤いを与え、生き生きした美しさを維持する栄養分は、「気」「血」「津液」です。気血が不足の場合には、肌の栄養分が足りなくなり、顔色は黒ずんで見えます。さらに、肌もカサカサになりやすいのです。血行が悪くなることはくすみをつくる原因の一つです。中医学では、顔色が黒ずんでいる現象は血のめぐりが悪くなった象徴なのです。

また、精神の不安定、イライラする、怒りっぽい、胸、脇が張って苦しい感じなどの現象をまとめて「肝鬱」と言います。現代のストレスによる症状と自律神経失調症によくみられる不定愁訴に似ています。また、中医学では肝鬱の症状とくすみとの関連性も認められています。精神状態が不安定で、いつもイライラしている人は、確かに顔色は黒っぽいものです。くすみを解消するために、精神のリラックスは極めて重要なことです。

Q1 **くすみを解消する方法を教えてください。**

A1 **くすみを解消する三原則を理解してください。**

①養血補液《ようけつほえき》（気血を養う）

中医学には「服薬以駐顔色　当以益血気為先」という言葉があります。美顔にするには漢方薬を内服して、まず気血を養うことを最優先すべきである、という意味です。

チェックポイント＝くすみの他にさまざまな症状が現れます。疲れやすく、息切れがある。時にはめまいも。顔色は蒼白、黄がかる。くちびるの色は淡白。動悸。不眠。手足のしびれなど。女性の場合は生理の量が少なくなり、経期が遅れることもあるでしょう。

気を強くする生薬＝黄耆《おうぎ》、人参、白朮《びゃくじゅつ》、甘草《かんぞう》、黄精など。

血を養う生薬＝当帰、地黄、何《か》首烏《しゅう》、阿膠《あきょう》など。

これらの生薬は薬として使われるだけでなく、薬膳の材料としてもよく利用されています。

代表的漢方薬＝八珍湯、十全大補湯《じゅうぜんだいほとう》、婦《ふ》宝当帰《ほうとうき》膠《こう》など。

肌に潤いを与える気血を養う健康食品として、沙棘油、西洋人参などがあります。

②活血化《かっけつか》瘀《お》（血のめぐりをよくする）

チェックポイント＝顔色は黒ずみ、くちびるや爪がチアノーゼ状になり、皮膚はザラザラで青紫色を帯びたり、黒ずんだりします。舌の色は黒っぽく、黒い瘀点がみられます。女性の場合は生理の量が少なく、血塊をともなうことがあるでしょう。

血のめぐりをよくする生薬＝ベニバラ、川芎《せんきゅう》、丹参、田七人参など。

代表的漢方薬＝冠元顆粒、血府《けっぷ》逐瘀《ちくお》湯《とう》など。

血のめぐりをよくする健康食品＝田七人参、沙棘フラボノイドなど。

③疏《そ》肝理《かんり》気《き》（自律神経を調節し、リラックスさせる）

チェックポイント＝イライラして怒りやすい。胸、腹部に張りや痛みを感じることがあります。

よく使われる生薬＝香附子《こうぶし》、木香《もっこう》、陳皮《ちんぴ》、ミント、柴胡《さいこ》など。

代表的漢方薬＝逍遙散、開気丸《かいきがん》、四逆散《しぎゃくさん》など。

リラックスさせる健康食品＝シベリア人参、田七人参、菊花など。

養生法として最も注意すべきことは過労を避けることです。

気になる「シワ」は老化のサイン

シワは皮膚老化の最初のサインです。老化の初期にまず小ジワがみられ、それがだんだん深くなり、もとに戻らない深いシワとなります。女性の場合には、二十代以降から皮膚の老化が始まると言われています。乾燥肌の方はシワがさらに出やすい傾向があります。シワがみられる順番は一般的に、額→上下眼瞼→目尻→耳前部→頬、頸部→アゴ、口の周り。

【自然老化】

主に腎系統がだんだん弱くなり、顔へ届くはずの陽気（新陳代謝とエネルギー）

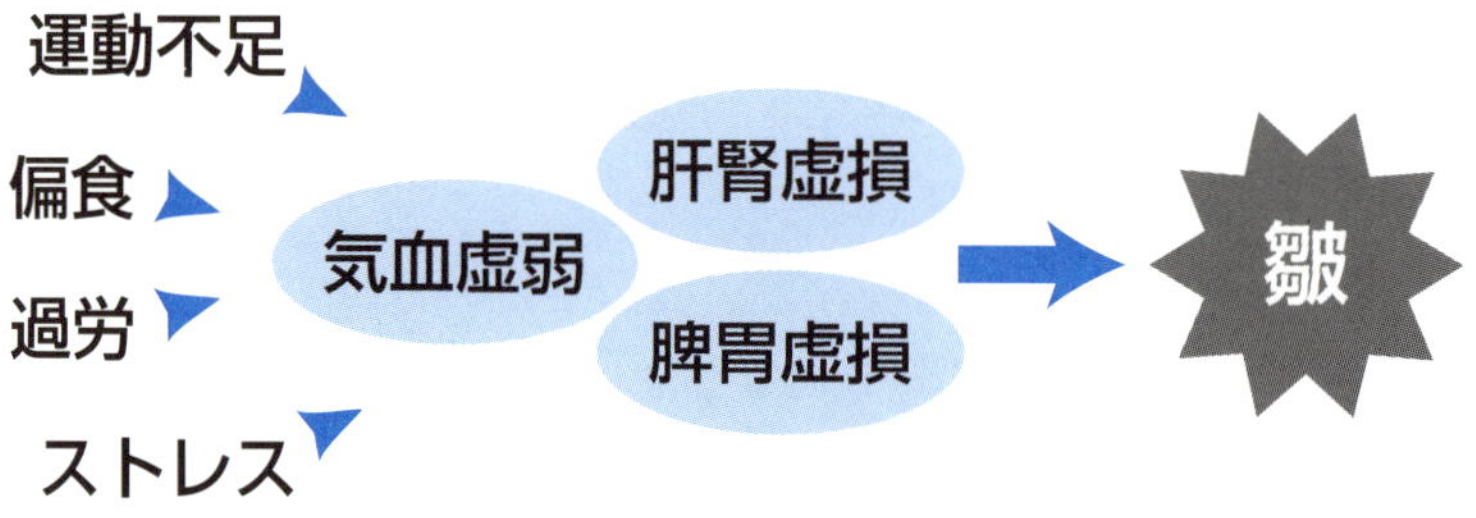

が減ることによるものと考えています。中医学では顔、頭は本来陽気の集まるところです。さらに、脾胃虚損《ひいきょそん》（消化器系の機能が低下）によって、栄養分が不足し、体内の気血が足りなくなり、肌への潤いが減少して、シワはさらに出やすくなります。

【病理的老化】

慢性疾患を持つ内臓の損傷と機能低下によるものです。さらに、暴飲暴食、偏食、拒食などの生活習慣の乱れ、過労と運動不足、ストレス、不規則な睡眠などの素因によって体内の正常なバランスが崩れると、腎、脾胃系統の機能も邪魔され、気血が減り、肌の弾力と張りは減退します。また、紫外線や不適正なメイクなどは、肌に直接ダメージを与えて老化スピードを加速します。

Q2 シワに種類はありますか？

A2 「仮性のシワ」と「真性のシワ」の二種類があります。「仮性」の段階でのケアが大切です。

仮の小ジワ――水分不足による肌の乾燥、表情筋肉の過度な動き、炎症などによる皮膚の一時的損傷、短時間の日光照射などの影響で、肌の潤いが一時的に減少してできたシワです。きちんと気血を養い、肌を保護し肌を潤していけば、回復可能です。

真の小ジワ――表情筋のオーバーワーク、気血の損傷と腎虚《じんきょ》、脾虚《ひきょ》による皮膚の老化が進むと、表皮が萎縮し、真皮結合線維、弾力線維の変性、断裂、萎縮などになります。ここに紫外線、慢性炎症、不摂生、重力などの影響が重なると、シワが固定され、元に戻らなくなってしまいます。

Q3 シワを減らす方法を教えてください。

A3 まず、腎系統を強化しましょう。

シワは老化の結果なので、誰も避けることはできません。しかし、健康を維持し、腎系統を強化して、体内のバランスを調節して気血を充実させれば、老化防止につながり、シワの出現を遅らせ、またはは気にならない程度まで抑えることは可能です。

○内面からシワを減らす方法

①補《ほ》腎益精《じんえきせい》（老化を防止する）

老化防止してシワが出るのを遅らせるためには、腎系統を強くしなければなりません。シワを予防するだけでなく、老後の健康をいかに維持するかにも関わる重要なポイントとなります。

補腎する必要があるかどうか、いくつかのチェックポイントから判断できます。

［補腎の必要がある自覚症状］

腰や膝のだるさ、痛み、耳鳴り、耳が遠くなる、脱毛、不妊症、月経量の減少、無月経、むくみ、二便異常など。

以上の症状（三つ以上）がみられるとき、海馬補腎丸が効果的な処方です、また、これらの症状以外に、冷え症が著明な方には八味地黄丸、逆にほてり、のぼせが著明な人には六味地黄丸または瀉火補腎丸がよく利用され体質の改善を図ります。

②補血益気《ほけつえっき》（血を養い、気を補う）

肌の栄養不足はシワをつくる直接の原因の一つです。シワが出るかどうかも、栄養源の気血の充実度に左右されます。シワが出始めたら、一刻も早く気血を補いましょう。普段から疲れやすい、顔色がよくない、汗をかきやすい、貧血気味、という人にも効果があります。

代表的漢方薬＝十全大補丸《じゅうぜんだいほがん》、婦宝当帰膠《ふほうとうきこう》。

貧血が著明な場合にはさらに血を養う力の強い参茸補血丸を。不眠が著明な場合には帰脾湯《きひとう》、または天王補心丹《てんのうほしんたん》がよく利用されます。

③健脾益胃《けんぴえきい》（消化機能を高める）

若いときからシワに悩む人は痩せているタイプが多いようです。また、疲れやすく食欲があまりないのが特徴です。

中医学では、人の生命を支えている最も重要な生理機能は脾胃機能（消化吸収機能）と考えられています。消化機能が低下すると、栄養分が十分に吸収できず、肌への潤いも不足し、肌の老化が加速してきます。無理なダイエットを行なっている人の中には拒食症になる例もありますが、自分の体質に合っていない方法で美を追究することは、かえって逆効果になってしまいます。十分注意してください。

代表的漢方薬＝香砂六君子湯《こうしゃりっくんしとう》、参苓白朮散《じんりょうびゃくじゅつさん》、焦三仙《しょうさんせん》など。

また、シワ防止策のためには、ストレスを解消することも必要です。イライラするときには逍遥散でリラックスさせましょう。

Q4 シワを予防する方法を教えてください。

A4 シワの発生は多くの因子が重なって起こるものです。日頃の予防は重要です。

①紫外線を防止しましょう。
②血液循環（気血のめぐり）をよくしましょう。
③栄養のバランスをとりましょう。
④水分を十分に摂り入れましょう。
⑤規則正しい生活習慣を守り、睡眠をよくとりましょう。
⑥慢性疾患がある場合は積極的に治療しましょう。

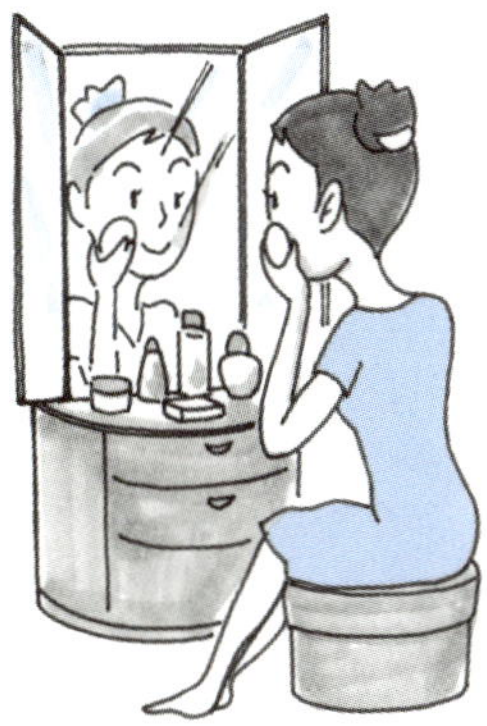

「たるみ」は強敵

人は年齢を重ねるにつれ、優しい顔になるとよく言われます。年月と経験によって人間が練れて柔和な人格になったという意味合いもありますが、実は、歳とともに眉毛と目尻が下がり、優しい顔に見える

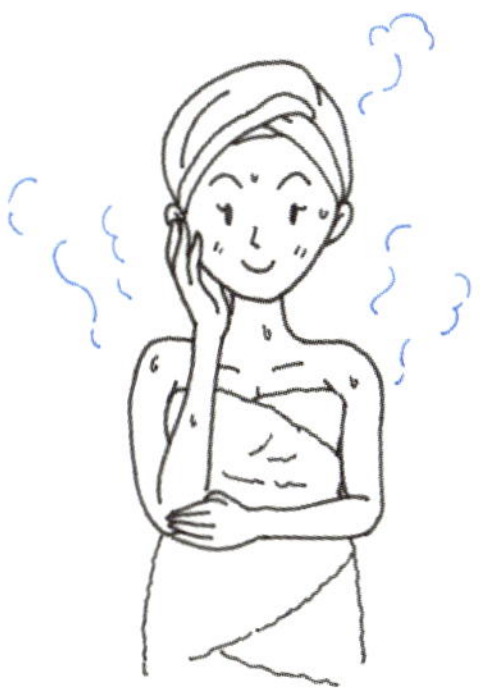

ようになったとも言えるのです。
頚部はたるみをよく反映する部位です。顔はいろんなメイクアップで美しく見せることができますが、首は隠すことが難しい部分です。首のたるみは忠実に肌の老化程度を語ります。
また、顔や首だけでなく、カラダも老化にしたがってたるんできます。引き締まった美しい体型は筋肉の締りと肌の張りでつくり上げられるものですが、老化すれば筋肉と肌の弾力は減少し、組織も萎縮します。四肢の肉が軟らかくなり、お尻が下がって、お腹が出てきます。青春を映す美しかった体型は徐々に崩れていきます。これは自然な老化のプロセスと言えるでしょう。

Q5 たるみを改善することができますか?

A5 シワのメカニズム同様、適切な養生法と漢方薬で改善することができます。

たるみ改善方法の基本は〝老化防止〟です。中医学では次の方法で対処していきます。

①補腎益精(老化を防止する)

老化によりたるみが出ます。中医学では老化の進展過程と一番密接な関係を持つ内臓は腎であると考えています。老化防止及びたるみの改善は、まず腎を補うことから始めるべきです。

腎を補う方法には次の三種類があり、体質によって使い分けます。

〈冷え体質の人〉八味地黄丸で補腎します。

〈ほてり、特に午後、夜に暑がる人〉瀉火補腎丸、杞菊地黄丸で補腎します。

〈腰や膝のだるさ、耳鳴り、難聴、脱毛、月経量の減少、閉経、二便異常などの症状がある人〉海馬補腎丸、至宝三鞭丸が使われています。

②健脾益気養血（胃腸の吸収代謝機能を守り、元気なカラダをつくり、血を養う）

食生活を正しく保ち、ナマ物、冷たい物、過度の栄養摂取を避ける（胃腸への損害を防ぐ）ことはもちろん、補気（元気をつけ）、養血（血を養う）は欠かせない要素です。

消化吸収機能を守ってくれる漢方薬には香砂六君子湯、参苓白朮散などがあります。胃腸が弱く、少食、下痢をしやすい方に適します。胃腸が強くなることによって、筋肉に力がつき、肌の張りが増すでしょう。

カラダに元気をつける漢方薬としては補中益気湯が有名です。

疲れやすい人には対する養血薬は四物湯、婦宝当帰膠です。貧血気味の人に効果があるでしょう。

また、元気をつけながら、血を養うには八珍湯と十全大補湯がお勧めです。

中国ではそれらの漢方薬でカラダを丈夫にし、食生活に薬膳も取り入れます。

③活血化瘀（血のめぐりをよくする）

老化の進展は循環障害にも大きく関与します。血液をサラサラにする必要があります。中医学でのポピュラーな治療法の一つは活血化瘀法です。有効な漢方薬の処方で血液の循環をよくし、カラダの若さを守るのです。瘀血の症状をともなう人には確かな効果をもたらしてくれるでしょう。代表的な漢方薬として、冠元顆粒と血府逐瘀湯が挙げられます。健康食品としては沙棘フラボノイドもよく使われています。また、活血化瘀法と補腎、健脾益気養血法とを併用するケースもたびたびみられます。それは、「老化＝虚弱＋瘀血」という中医学理論に基づいています。

Q6 たるみを改善する漢方薬を教えてください。

A6 肌の張りをつくるための代表的な生薬を紹介しましょう。

当帰《とうき》――セリ科トウキの根。肌に潤いを与え、肌の血流をよくする作用があります。現代の中国では婦人科、美容関係の治療及び養生に欠かせないものです。また、薬膳などにもよく使われています。

地黄《じおう》――ゴマノハグサ科カヤジオウなどの根。中国伝統の薬草の書『本草綱目《ほんぞうこうもく》』に、「これを百日間続けて服用すれば、顔は桃の花のように綺麗になり、三年間続けて服用すれば、カラダが軽くて不老となり」の記載があります。実際、カラダを強くする補腎薬に地黄は欠かせない役割を果たしています。美容の面では、肌の張りをよくし、精血を養い、五臓の機能を健全にし、眼と耳をよくし、髪の毛を黒くする作用があると認められています。

阿膠《あきょう》――ロバの皮を煮詰めてつくった膠《にかわ》です。いわゆるゼラチン、コラーゲンなどを豊富に含んでいます。中国南方の女性は、思春期に入ると阿膠を使った薬液を服用して肌を白く張りを持たせる習慣があります。

玉竹《ぎょくちく》――ユリ科アマドコロの根茎。肌の乾燥に対して非常に有効なものです。人参の薬効を記した中国最古の文献と言われる、『神農本草《しんのうほんぞう》』では「長く服用すれば、シミをとり、顔色をよくし、肌の艶と潤いを養い、カラダを軽くし長生きとなり」と絶賛しています。玉竹を持続して使うと、肌の乾燥を改善する効果があることも確認されています。

朝鮮人参――新陳代謝をよくし、元気をつくる名薬です。肌に気血を送り込んで老化を遅らせる優れた効力があります。

黄精《おうせい》――ユリ科ナルコユリの根茎。肺、脾、腎系統に働きかけて、内臓の機能を調節する効果があります。元気を出す（補気）以外に、血を増やす効力もあり、消化吸収機能を促進し、バランスを保ちます。

沙棘《サージ》――（一八三ページ参照）。肌の弾力性や光沢を生じさせ、潤いを与えます。シミやシワを取る等の栄養保健作用を持ち、内服でも外用でも美容効果が得られます。ニキビ、乾燥肌、乾燥性皮膚疾患などに適応します。その他に便秘、やけどや外傷にも効果があり、高脂血症、動脈硬化などの抗老化にもよく使われます。

右記の生薬を使った処方の例として、十全大補湯、婦宝当帰膠などがあります。

「乾燥」はシワやたるみも連れてくる

カサカサ肌、乾燥肌に悩んでいる人は多いと思われます。年齢が増えるほど、肌の乾燥状態はますますひどくなります。乾燥は顔だけにとどまらず、下腿の皮膚がウロコのようになり、服を脱ぐたびに、まるで雪みたいな粉が吹くようなことを体験している人もいると思います。さらに痒みを生じ、皮膚掻痒症あるいは乾燥性湿疹になるケースは珍しくないのです。

乾燥性肌の方はシワ、たるみも出やすくなります。

どうして乾燥肌になってしまうのでしょう。中医学の理論にはいつくかの見方があります。まず、遺伝的素因で乾燥肌体質になっていることがあります。それを「先天不足」と呼びます。しかし、体質といってもきちんと気血を補い、補腎などの方法を用いて、生活の養生も励行すれば、改善する可能性はあるのです。

また、もともとの肌はツルツルなのにカサカサになってしまったというケースもあります。それは主に生活習慣の不良、たとえば、偏食、拒食、不規則な睡眠、ストレス、過労などによって血や津液の不足が起こり、肌への潤いが不足して乾燥肌になってしまうのです。

貧血、冷え症、生理不順、消化機能の低下など慢性疾患がありながら、あまり積極的に治療していない場合も、肌への潤いが減って乾燥肌になります。この場合には乾燥だけに目を奪われずに、積極的に慢性疾患を治療することが重要です。

Q7 乾燥肌を解消する方法を教えてください。

A7 基本的原因として、体内の栄養物資とされる血、津液の不足が考えられます。

①補気養血《ほきようけつ》（血を養う）

貧血気味の人が意外に多いようです。そのために肌が乾燥します。肌のカサカサ以外にも、肌に艶がない、ときに、めまい、立ちくらみがあるなどの現象があります。また、動悸、不眠がみられる場合もあるし、生理の量が少ない場合もあります。このタイプの人は血を増やし、肌に栄養を十分に届けるように体質の改善をしなければなりません。


血を増やす生薬＝当帰、地黄、阿膠、何首烏など。

代表的漢方薬＝四物湯、婦宝当帰膠。

②養陰生津《よういんせいしん》（津液を潤い、肌の水分をきちんと与える）

貧血ではないけれど肌がカサカサしている人もいるでしょう。このタイプの人には、便秘気味、口が渇きやすい、唇が乾燥するなどの現象がみられます。中医学では、体内の栄養のある水（津液）が足りないか、またはめぐりが悪く、肌に潤いを届けることができない状態と考えます。まず、津液を増やさなければなりません。


津液を増やす生薬＝麦門冬、天門冬、玉竹、枸杞子、女貞子《じょていし》など。

代表的漢方薬＝六味地黄丸、八仙長寿丸、杞菊地黄丸、沙参麦門冬湯《しゃじんばくもんどうとう》など。

弁証対処＝冷え性、生理不順、消化機能低下など体の不調を積極的に調節しましょう。人によって体調の変化が異なるので、漢方に詳しい専門家に相談しましょう。

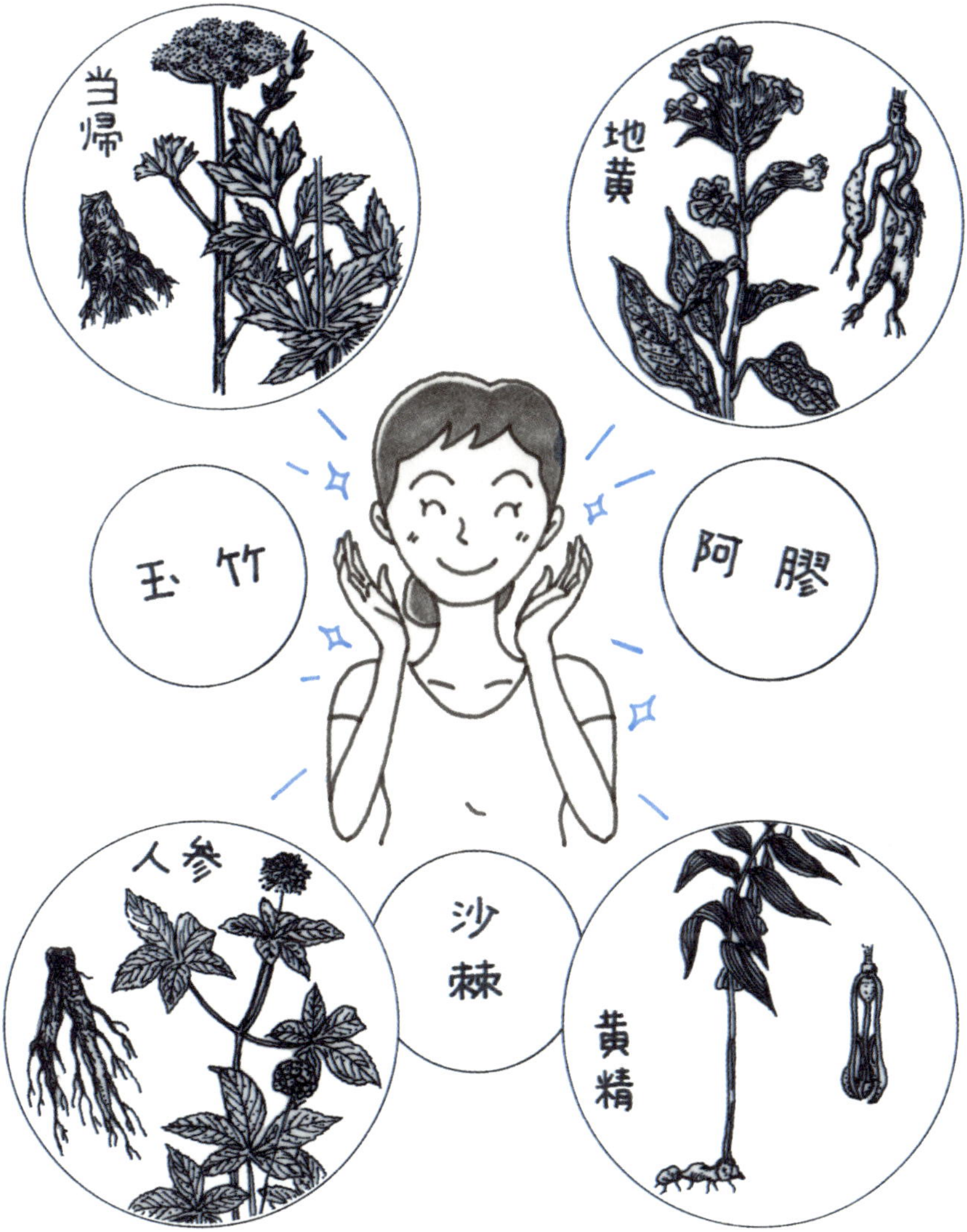
当帰
地黄
玉竹
阿膠
人参
沙棘
黄精

「脂性」は皮膚炎のサイン

脂性の人は皮脂の分泌が多いので、潤い状態はよくシワが出にくいのですが、顔がてかてか、毛穴がくっきり見えるし、吹き出物、ニキビ、脂漏性皮膚炎にもなりやすいという問題があります。

脂性の肌を持つ体質を、中医学では「陽盛《ようせい》体質」と考えています。このタイプの人は声が大きく、がっちりした体型の方が多いようです。もともと体内に熱がたまりやすく、普段から便秘傾向にあり、のどに痛みを生じやすく、口渇などが現れます。刺激の強い物や、油っこい物を食べ過ぎると、体内の熱がますます増え、ニキビ、吹き出物などがさらに出やすくなります。

また、最近、日本の食事は洋風化が進み、油脂の摂取過多が目立つようです。とくに子供の食べ物が偏りがちなことにも気をつけましょう。小さいうちから、正しい食習慣をつけることが、やがて思春期になったときニキビに悩まされない体質をつくります。

ニキビ、吹き出物が認められたら、迅速に治療することをお勧めします。

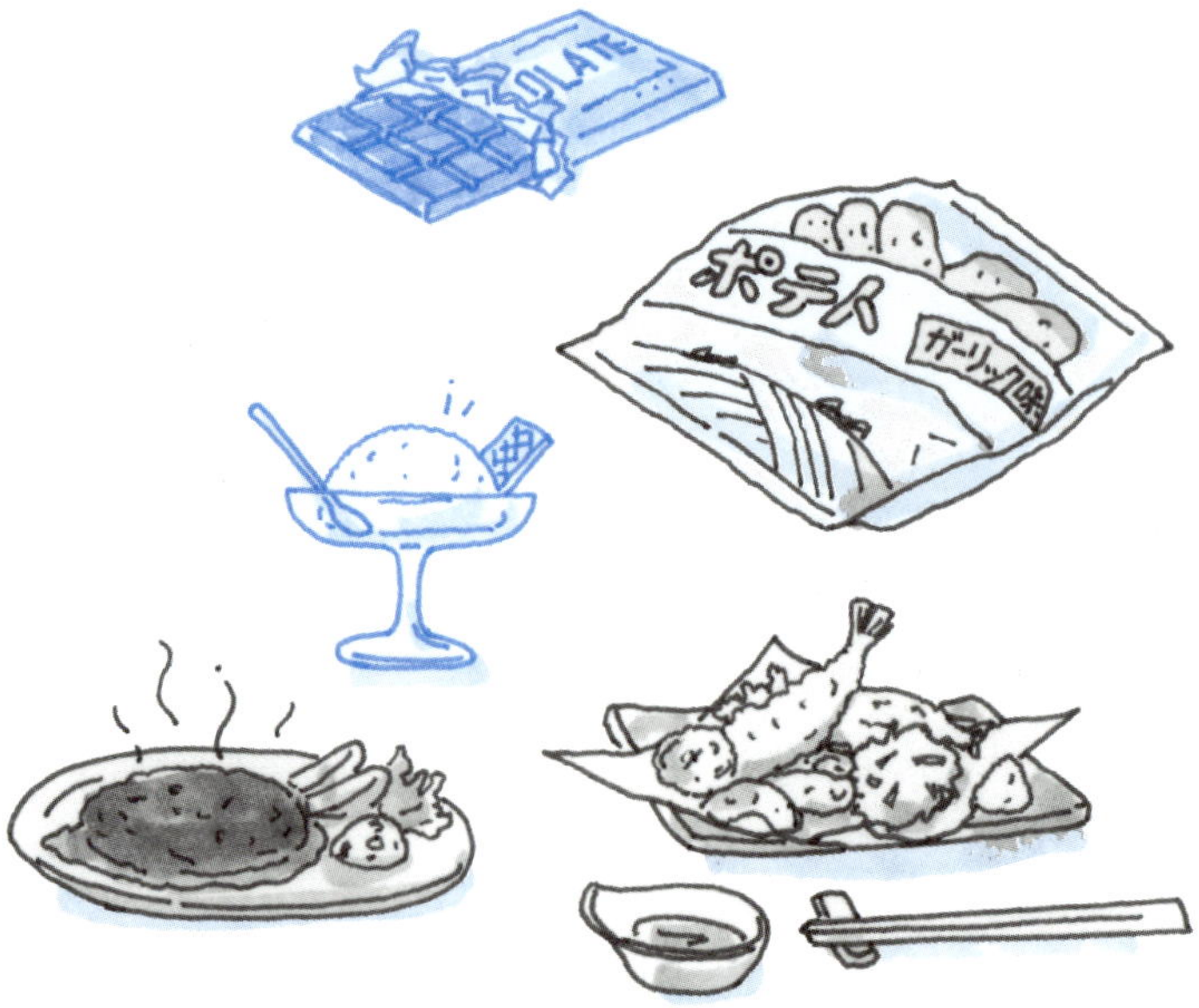

脂性の人は油っこい食べ物は摂り過ぎないようにしましょう

Q8 脂性を解消する方法を教えてください。

A8 日常の食生活をチェックしてください。特に女性は甘い物にご用心です。

脂性を抑えるために、まず食生活の乱れを改善する必要があります。野菜、果物を多めに摂りましょう。油っこく、糖分の含有量が高いもの、たとえば、チョコレート、アイスクリーム、天ぷら、ハンバーグ、スナック菓子など、また刺激の強いトウガラシなどを抑えたほうがいいでしょう。お茶をたくさん飲むこともお勧めです。

便通を守ることは大変重要なことです。便秘したときには、熱を取る漢方薬、たとえば板藍根、五行草などを時々飲んで、体質の改善を図りましょう。しかし、清熱という漢方薬はカラダの正気を削る面もありますので、長期間に続けて飲むことは望ましくありません。

生活の面では、よく顔を洗うことと、薄化粧をお勧めします。また脂性改善のお茶としては、菊花、決明子《けつめいし》、金銀花《きんぎんか》、緑茶適量をブレンドしたものが効果的でしょう。

爪は美肌のモノサシ

爪はカラダの状態を反映する

爪は指先の小さい一部分ですが、全身の状態を反映しています。中医学では処方するとき、爪を観察し、カラダの状態をチェックすることがあります。爪は肝系統と密接な関係があり、爪の丈夫さは血の充実度にも関連しているのです。「爪は筋の余り、筋の延長」と言われるくらいですから、爪は体内の状態を示す重要な外在器官とも言えます。

爪の観察によって、カラダの健康状態をチェックできることは多いのですが、ここでは簡単に爪の変化を紹介しましょう。

爪の色は大きく二つに分けられます。一つは爪自身の色（半透明な角質板）、もう一つは爪下の血色です。特に血色は人体の気血の強さを反映しており、内臓機能の働きを表しますので、特に注目されます。

健康な爪は彎曲して弧の形をつくり、硬くて弾力があります。表面は滑らか、艶があり、ピンク色で異常な斑点、凹凸、ひび割れがありません。爪の先端部を軽く押すと、爪は白くなりますが、放すとすぐピンク色に戻ります。そのような爪はカラダの気血が充実してめぐりもよく、健康の象徴となります。

爪にみられる現象

〈爪の色は薄く、白色に見える〉
血虚（貧血）のことが多いようです。爪は脆《もろ》くなり、割れやすいというケースがよくみられます。

〈爪の色は青暗く、紫に見える〉
血のめぐりはかなり悪く、瘀血になっている状態を表します。冬、爪が蒼白から青紫になるケースでは、瘀血だけではなく、カラダの陽気が不足して冷えていることが多いようです。末梢循環の障害、心臓の疾患になる恐れもありますので、要注意です。病院で検査を受けたほうがいいでしょう。

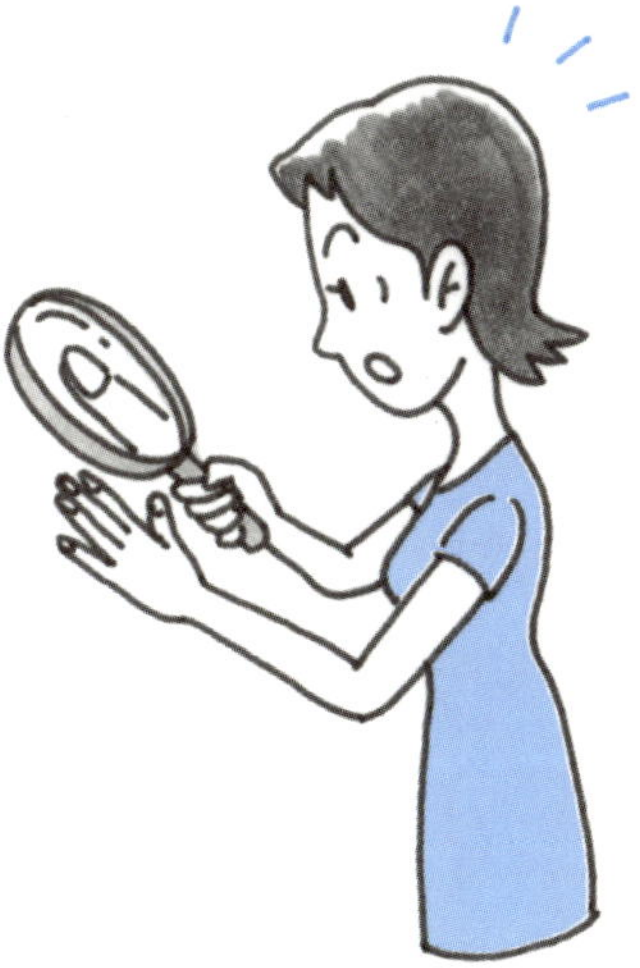
爪に異常が現れたら要注意！

〈爪の色が赤く見える〉
体内に熱がこもっていることが多く、熱病、高血圧の人によくみられます。爪が赤くてほてりを伴う人は腎虚がある可能性があります。爪の周囲の皮膚も赤く、ときに血の中に熱があることもよくみられる例です。

〈爪の色が黄色く見える〉
黄疸など、肝臓、胆嚢の疾患の恐れがあります。

〈爪の色が急に黒くなる〉

爪の下に出血があるか、または悪性腫瘍になる可能性がありますから、病院で診断を受けることをお勧めします。

〈爪の色が灰色になり、爪が厚くなっている〉

真菌の感染による可能性があります。

〈爪に横溝がみられ、中央に向かって凹んだり、線状隆起している〉

気血の不足、肝血虚などがある場合が多いようです。

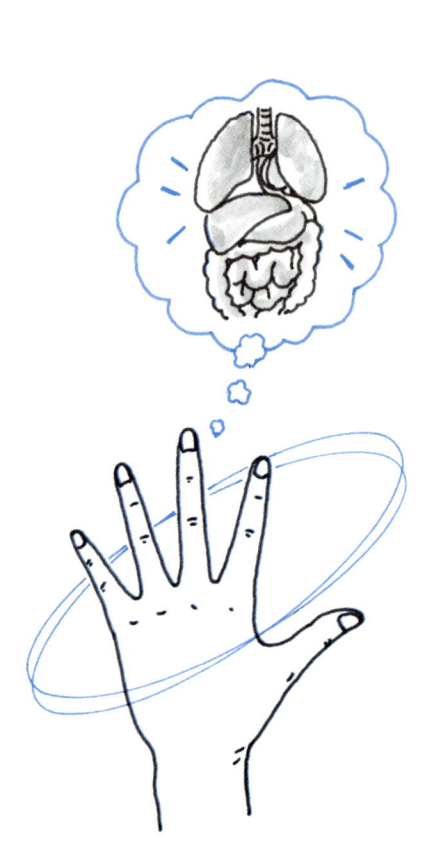

爪は肝系統と密接な関係があります

Q9 爪の状態は改善できますか？

A9 肌の場合と同様、外側のケアだけでなく、カラダの内部から調整することをお勧めします。

ネイルケア（爪の養生）、ネイルアート（爪の芸術）などと同時に、体内から爪を強くしましょう。

①補血養肝《ほけつようかん》（血を補い、肝を養う）

爪の内面ケアのポイントは、まず気血を養う肝の働きを強くすることです。慢性疾患を持つ人は積極的に病を治療しましょう。爪が白く、脆く、割れやすいときにはこの対処法を行なってください。

代表的漢方薬＝四物湯、十全大補湯、婦宝当帰膠、沙棘油など。

②温陽活血《おんようかっけつ》（血のめぐりをよくし、バランスをとる）

爪は血液循環の末端部に位置しています。美しい爪を求めるなら、血のめぐりをよくさせなければならないのです。爪が青く暗い、または青紫に見えるときには血を養うだけではなく、カラダも温め、血のめぐりをよくする活血をしなければなりません。

代表的漢方薬＝参茸補血丸、冠元顆粒、当帰《とうき》四逆湯《しぎゃくとう》などがあります。

爪の色が赤く見えるのは熱症状を表すので、熱を取る薬を使います。しかし、この種の薬は全身症状をチェックしながら判断する必要があり、漢方専門の先生にたずねたほうがよいと思います。

また、爪が黒や灰色になっているときは病院に検査を受けることをお勧めします。

髪は女性の花冠

髪の毛は花冠のように女性の美しさを引き立てます。ほとんどの女性は髪の毛のケアに関心を持っているでしょう。

髪の毛の色は人種によっていろいろですが、日本人は黄色人種ですから、本来、黒い髪の毛を持っています。そこで、良質の黒髪とはどんなものか考えてみましょう。

理想的な黒髪の条件

①黒いこと

髪の毛の黒さはメラニンという色素の量によって決まります。一般的に髪の毛は、根元がいちばん黒く、毛先にいくにしたがって黒さが薄れます。それは、生えた毛髪は、外気の影響を受けて酸化され、紫外線やシャンプーなどさまざまな刺激などを受け、徐々にメラニンが破壊されていくからです。最後には、毛先が枝毛になることもあります。染めてもいないのに、毛髪が黄色くなったり、若いのに白髪がたくさん出ている場合は、カラダのどこかに異常があり、メラニンの生成過程に障害が生じている可能性があります。

②軟らかく、艶があること
良質の髪の毛は軟らかく、艶があるべきです。艶のよさは、髪の毛に十分な潤いがあり、健康である状態を表します。

③弾力があること
弾力のない髪の毛はバサバサしていて、美容室でセットしてもらったスタイルがすぐ崩れてしまいます。髪の毛が弾力を失う理由は、髪の毛の蛋白繊維の構造がしっかりしていないか、またはなんらかのダメージを受けて蛋白構造の異変が起こったことによるものです。

髪の毛の栄養がよく、蛋白構造もしっかりしていれば、髪の毛の弾力も豊かになります。

○良質な髪の毛を得るために

髪の毛は全身栄養状態と老化のレベルを反映しています。

中医学ではとくに毛髪の状態と腎系統との関連性を強調しています。「腎の華は髪の毛にある」という説があり、髪の毛の色、艶、弾力などは腎精を養うことで保たれるのです。腎機能が健全であれば（腎気が強い）、髪の毛の成長も速いものです。

老化過程に腎の働きは非常に大きな作用を示します。人の幼年期で腎気は充実しはじめ、髪の毛は速く伸びます。女性が二十代の時期に腎系統の働きは最も盛んになり、髪の毛の成長も最盛期になります。三十代後半以降、老化が始まり、腎の働きが弱くなり、髪の毛も抜け始め、白髪が多くなっていきます。髪の毛の活動が腎の活動と密接に関連していることがわかります。

腎精が充実すれば、髪の毛の発育は正常になり、髪はつやつやと軟らかく滑らかに見えます。腎精が不足すれば、髪の毛は抜けやすく、バサバサして艶がありません。中医学で髪の毛を美しくするために、第一のポイントは補腎です。（腎系統の働きを強くする）

また、髪の毛の栄養分は血によって補給され、「髪の毛は血の余りである」とも言います。体内に血を貯蓄し、流量を調節する重要な器官は肝で、また、肝は気のめぐりと精神活動も調節する役割がありますから、肝の働きも髪の毛の質に影響を与えます。

それ以外に、気（体内のエネルギーと新陳代謝の能力）も髪の毛の質と潤いに影響を与えています。中医学には、肺は「薫肌、充身、沢毛（肌に潤い、体を壮盛に、髪の毛の艶を出す）」の働きがあるという考えがあります。肺は気をつかさどる機能がありますから、肺の機能が弱くなると、髪の毛がバサバサになってしまいます。肺の機能を活性化させて気のめぐりをよくすることが重要なのです。

化粧品や染髪料だけに頼るのではなく、ぜひ内面から美しい髪をつくりましょう。

Q10 髪の毛のタイプを教えてください。

A10 遺伝、体質、生活環境の違いによって、髪の毛はいくつかのタイプに分けられます。

①中性毛髪

理想的な髪の毛です。油分も適度だし、軟らかく滑らかで艶があります。セットしてもスタイルが崩れません。

②油性毛髪

頭の皮膚、毛髪とも油っぽい感じがあります。ベタベタしていることが多く、脱毛になりやすく、脂漏性皮膚炎にもなりやすいタイプです。

③乾燥性毛髪

バサバサして折れやすい感じがあります。ときにフケが認められ、セットのスタイルを維持するのは難しいでしょう。

④傷ついた毛髪

バサバサしていて艶がなく、一本一本が細い感じがあります。折れやすく、または脱毛になりやすいタイプです。

Q11 髪の毛のケアの方法を教えてください。

A11 精血を養う生薬によって、内面から改善しましょう。

髪の毛によい生薬には、何首烏、地黄、菟絲子《としし》、肉蓯蓉《にくじゅよう》、旱蓮草《かんれんそう》、当帰、牛膝《ごしつ》などがあります。これらの生薬は中国での研究により、老化防止の働きがあることが明らかになっています。

①補腎黒髪（腎を補い、髪の毛に潤いを与え、黒くする）

〈代表的漢方薬〉

七宝美髯丹《しちぽうびぜんたん》——成分は何首烏、菟絲子、牛膝、茯苓《ぶくりょう》、補骨脂《ほこつし》、枸杞子、当帰。肝腎の精血を養います。

何首烏丸《かしゅうがん》——何首烏一五〇〇g、牛膝六〇〇g。黒豆と一緒に蒸し、豆を取り除いて棗肉《そうにく》、蜂蜜を入れ緑豆大の丸剤にして服用します。

日本で市販されている漢方薬には婦宝当帰膠、十全大補丸、海馬補腎丸、参茸補血丸、首烏延寿片《しゅうえんじゅへん》があります。

Q12 髪質に合わせたリンスを自分で作ることができますか？

A12 誰でも簡単にできますので、髪質に合わせたレシピをご紹介しましょう。

［乾燥型］（単位グラム）
何首烏《かしゅう》3、川芎《せんきゅう》3、薏苡仁《よくいにん》3、枸杞子《くこし》3、玫瑰花《まいまいか》3、蔓荊子《まんけいし》3

［ノーマル］（単位グラム）
何首烏3、川芎3、枸杞子3、天花粉3、丹参《たんじん》3、玫瑰花3、蔓荊子3

［油性型］（単位グラム）
紅花3、丹参3、玫瑰花3、蔓荊子3、薏苡仁3、苦参《くじん》3、沢瀉《たくしゃ》3

《効能》髪の毛を優しくトリートメントし、潤いを出します。白髪の予防にもなります。

《作り方》玫瑰花を除いた生薬を四〇〇ミリリットルの水に入れて火にかけ、沸騰させます。沸騰したら、弱火で約二〇〇ミリリットルになるまで煮詰めます。出来上がった薬汁に玫瑰花を入れて漬けておきます。

《使い方》シャンプーの後、オリジナル・リンスで髪をトリートメントします。五分後にシャワーで流します。リンスの中にトマト、リンゴ、ブドウ汁を入れてもいいでしょう。果物には保湿作用があります。乾燥型とノーマルの場合には、使用直前に沙棘油三滴（約〇・六グラム）を入れて、よくかき混ぜてから使用します

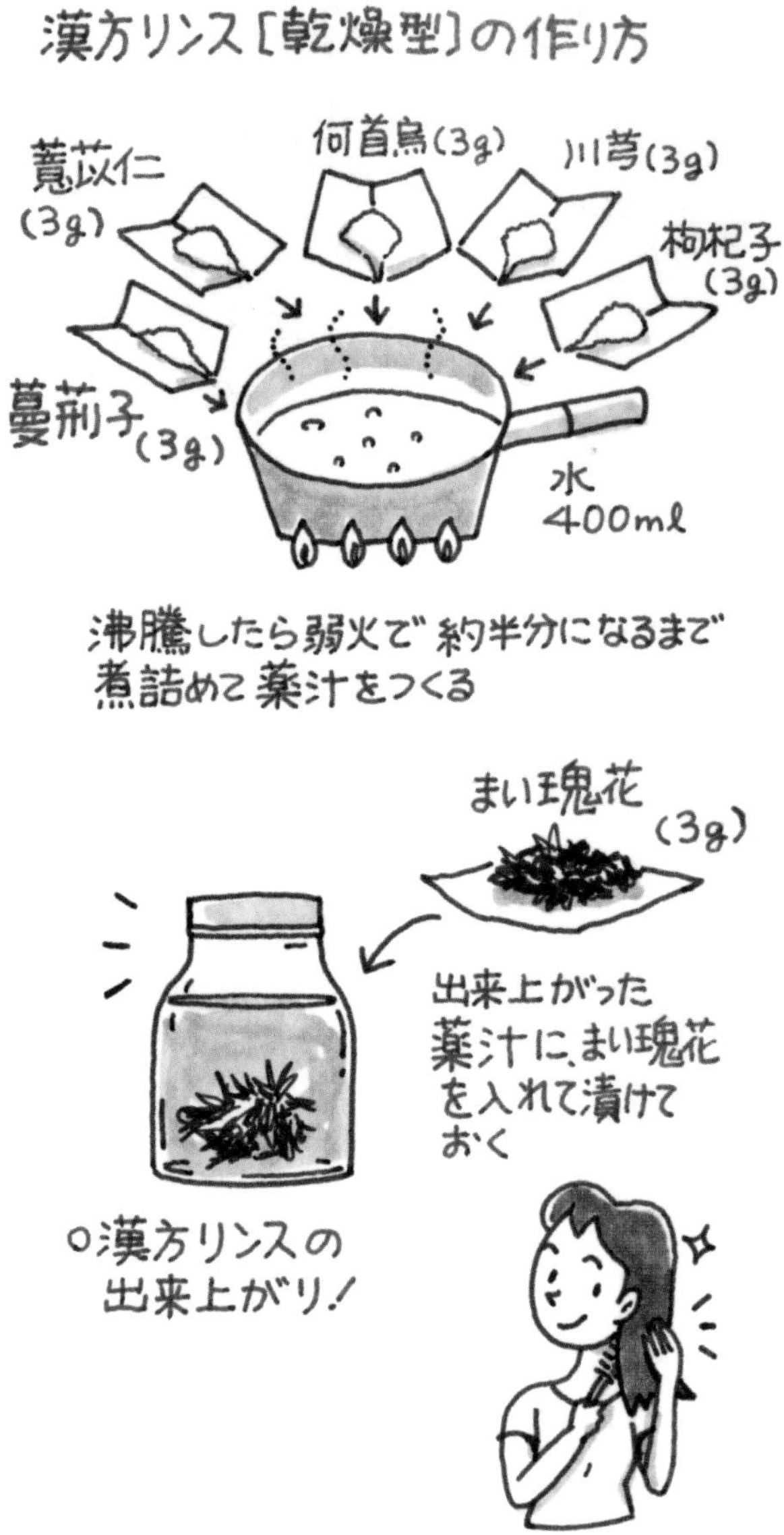

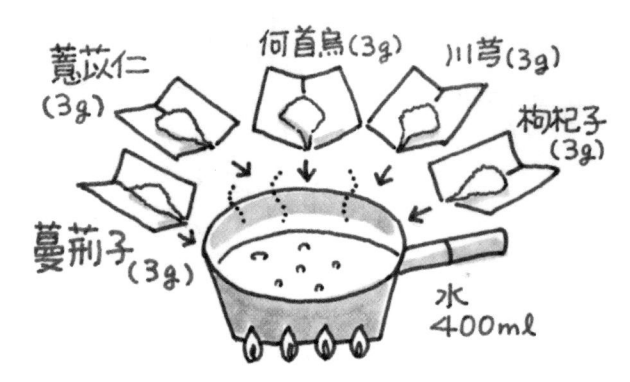

漢方リンス[乾燥型]の作り方
薏苡仁(3g)
何首烏(3g)
川芎(3g)
枸杞子(3g)
蔓荊子(3g)
水 400ml
沸騰したら弱火で約半分になるまで煮詰めて薬汁をつくる
まい瑰花(3g)
出来上がった薬汁に、まい瑰花を入れて漬けておく
○漢方リンスの出来上がり!

髪の毛のトリートメントでは、何首烏が一つのポイントになっています。

何首烏はツルドクダミの塊根で、中国では中央・南部を中心として広く栽培されています。

「服用してみたら白髪がカラスの羽のように黒くなった」という伝説もあるくらいで、中医学では白髪予防や脱毛に効果があるとして珍重されています。また、古くから、不老長寿の秘薬としても……。

日本には享保年間、八代将軍徳川吉宗の時代に渡来したようで、当時の全国の大名がこぞってツルドクダミを栽培した、という話が残っているそうです。

日本の薬草では、センブリが有効だと思います。

漢方パックでもっと美肌に

最近、中国では自然の植物を利用した「漢方パック」が人気です。中医学理論に基づいて、ツボ・経絡に沿ってマッサージした後、漢方薬パックをします。そして皮膚を保護し、潤いや張りを守り、シミ、シワ、たるみなどを改善・治療し、老化を防ぎます。

漢方は化学品と異なって、使用によるトラブルは起こりにくいのですが、それでも、体質や状態に合わないことがないとは言えません。使用するときは十分注意してください。必要によっては、パッチテストをしたほうがいいでしょう。

○シミ、雀斑《そばかす》、くすみ

①白芷サージパック

《材料》白芷末5～10g、真珠末1～2g、沙棘油0.6g、蜂蜜3cc、牛乳4～5cc、レモン汁4分の1個分。

《作り方》すべての材料をよくかき混ぜる。

②美白祛斑《びはくきょはん》パック

《材料》白芷末4g、真珠末1g、田七人参末2g、緑豆末4g、蜂蜜3cc、牛乳4cc。

《作り方》すべての材料に水を少しずつ加えてよく混ぜる。乾燥肌には卵黄を4分の1加える。

③茯苓美白パック

《材料》茯苓末5g、薏苡仁末5g、カミツレ3g、蜂蜜少々。

《作り方》すべての材料に水を少しずつ加えてよく混ぜる。

《使い方》洗顔後、タオルで水気をふき取り、パックをつける。15分くらいおいてぬるま湯で洗顔します。(すべてのパックに共通)

○肌荒れ、かさつき

①沙棘《サージ》杏仁《あんにん》パック
《材料》卵4分の1個、杏仁2g、沙棘油0.6g、白芷5～10g、滑石粉（小麦粉でも可）5～10g。

《作り方》杏仁をミキサーで粉末にし、他の材料を加えてよくかき混ぜる。

②益母草パック
《材料》益母草末5g、葛根末3g、白芷末5g、蜂蜜少々、卵4分の1個。

《作り方》少し水を加えてよく混ぜる。

○シワ

当帰人参パック
《材料》当帰末1g、朝鮮人参末2g、白芷3g、緑豆末5g、卵四4分の1個、牛乳少々。
《作り方》少し水を加えてよく混ぜる。

○ニキビ、吹き出物

①桑の葉パック
《使用対象》脂性肌、吹き出物など。

《材料》桑葉末3g、緑茶3g、緑豆末5g。

《作り方》水で泥状によく混ぜる。

②丹参パック
《使用対象》ニキビ、吹き出物、脂性肌など。

《材料》丹参5g、五行草5g、枇杷葉末3g、緑豆末5g、緑茶3g。

《作り方》まず、丹参と五行草を200ccの水で100ccまでに煎じる。その液で緑豆末と緑茶をよく混ぜて顔にパックする。

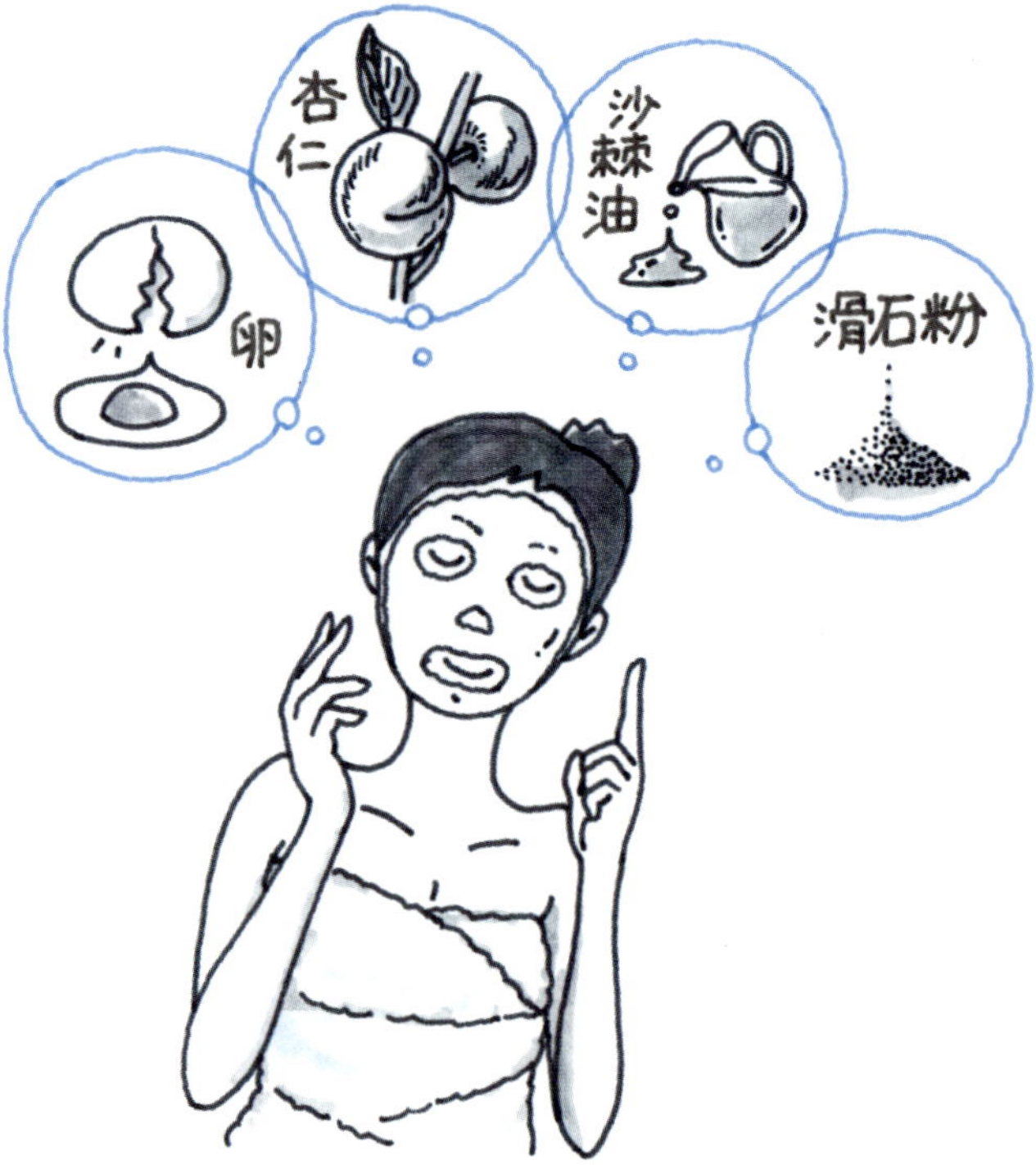
杏仁
沙棘油
卵
滑石粉

4

美味しく食べて美しく——薬食同源

美肌は食材の選択から

中医学ではさまざまな食材がカラダを調節している作用を認め、食べて健康になる発想が生まれました。これが「薬食同源」です。この考えをもとに、中医学では薬膳、食養生の理論は膨大な内容を持ち、歴史の中に輝く一ページを残しています。

○美容によく使われる食材

①穀、豆類

黒米　滋陰活血《じいんかっけつ》（体を潤わせ、血のめぐりをよくする）、補益肝腎《ほえきかんじん》（肝、腎を養う）、養胃健脾《よういけんぴ》（消化器系の機能を高める）。

おおむぎ　中医学の書には「顔色をよくする。よく食べると、肌が白くなる」という記載があります。

黒豆　補腎（腎系統を強くする）、活血（血のめぐりをよくする）。目にもよいでしょう。

緑豆　冷やす性質ですが、肌に潤いを与え、暑熱をとり、精神を安定させる作用があります。

黒ゴマ　補益肝腎、滋養肌膚《じようきふ》（皮膚を潤う）。顔色をよくし、髪の毛を黒くする。補血作用があります。

皀角《そうかく》の実　祛痰散結《きょたんさんけつ》、潤膚抗皺《じゅんぷこうしゅう》（不要な水分を取り除き、肌を潤す）。食物ゼラチンが豊富でシワの予防に効果を発揮します。

②野菜類

大根　肌に潤いを与え、白くします。
生姜　消化機能を強くします。血行を促進し、顔色をよくします。
落花生　肌に潤いを与え、艶を出します。
にんじん　肌に潤いを与え、艶を出します。シワ取りにも有効です。
ユリ根　肌に潤いを与えます。シワの防止に有効。精神安定作用もあります。
イモ類　補気健脾《ほきけんぴ》（気を強くする、疲れを取り、消化機能を高める）。コレステロールを下げ、肌に潤いを与えます。
じゃがいも　皮脂を取り、外用に用いることでニキビと吹き出物に有効です。
冬瓜　熱を取る作用があり、吹き出物、ニキビによい。冬瓜子は外用で美白作用があります。
キュウリ　肌に潤いを与え、外用で保湿、シワの防止に有効です。
にがうり　熱を取る作用があります。吹き出物に有効です。
キノコ類　シワの防止。肌の老化を遅らせ、肌に潤いを与えます。
キクラゲ　肌に潤いを与える力は素晴らしく、補腎作用があり、シミの防止にも有効です。
豆腐　肌に潤いを与えます。
もやし　肌に潤いを与え、シミの防止に有効です。

③魚、肉、乳製品類

羊肉　体を温め、冷え症を改善。補血作用があり、顔色をよくし、艶を出します。
ウサギの肉　肌に潤いを与え、美白作用があります。
鶏肉（烏骨鶏）補血（血を増やす）。顔色をよくし、美白作用があります。
ミルク　肌に潤いを与えます。外用しても有効です。
うなぎ　肌に潤いを与え、シワの防止に有効。肌の艶をよくします。
豚足　肌に潤いを与え、シワ取りに有効。肌の弾力を守ります。
豚の皮膚　肌に潤いを与え、弾力を守り、艶を出します。
なまこ　補血益精《ほけつえきせい》（血を増やす、カラダを潤わせる）、肌に弾力を与え、艶をよくします。
うに　肌に潤いを与え、艶を出します。
エビ　補腎作用があります。カラダを温め、元気をつけます。

④果物

もも　顔色をよくします。

大棗　健脾益気（消化機能をよくし、気を養う）、養血安神《ようけつあんじん》（血を増やし、精神の安定を図る）、生津潤燥《せいしんじゅんそう》（カラダを潤し、肌の乾燥を改善）。

山楂子　消化機能を強くし、コレステロールを下げます。

さくらんぼ　補血作用があり、顔色をよくします。

クルミ　補腎作用があります。肌に潤いを与え、髪の毛を黒くします。

松の実　肺機能を強くします。肌に潤いを与え、顔色をよくします。

リンゴ　肌に潤いを与えます。

レモン　美白作用があり、肌に潤いを与えます。

茘枝（ライチ）精神安定作用があり、顔色をよくします。

ざくろ　顔色をよくし、シワの防止に有効です。美白作用があります。

沙棘　肌に潤いを与え、艶を出します。シワの防止に有効です。

一目でわかるトラブル対策食材

◆「くすみ」を改善したい人

[気血を養う]

ミルク、黒米、大棗、桑の実、白キクラゲ、ゴマ、レバー、竜眼肉など

[血のめぐりをよくする]

タマネギ、黒豆、ししとう、生姜、ニンニク、にんじんなど

[ストレスを解消させる]

ミント、紫蘇、ラッキョウ、枸杞の実など

◆「シワ」を予防したい人

卵、豚足、レバー、羊肉、キクラゲ、ユリ根、山薬など

◆「たるみ」を改善したい人

豆類、ミルク、クルミ、松の実、キノコ、魚類、レバー、ホルモンなどの内臓、ゴマ、山薬など

◆「乾燥」を改善したい人

山薬、ゴマ、ミルク、棗、果物、大豆製品、ユリ根、キュウリなど

◆「爪」を美しくしたい人

レバー、卵、ミルク、魚、大棗、キクラゲ、沙棘油など

◆「髪の毛」を黒く艶やかにしたい人

黒ゴマ、黒豆、杏仁、菊花、枸杞子、松の実、クルミ、桑の実、エビ、羊の腎、にんじん、卵など

簡単にできる症状別美肌回復薬膳

田七人参鍋（雲南田七汽鍋鶏）

［こんな方に］貧血、冷え症、生理痛、目が疲れる。肌がカサカサ、血色が悪い。

《食材と効能》
田七人参：温性（カラダを温める）。活血止血《かっけつしけつ》（血液がサラサラになり、また、止血作用もある）、益気行血《えっきぎょうけつ》（気を養う、血液循環をよくする）。
枸杞子：平性。補益肝腎明目（肝、腎系統を補う、視力をよくする）。

《材料》（4人分）
鶏肉（骨付き、鶏の腿肉）、あるいは烏骨鶏《うこっけい》300ｇ。ぶつ切りにする。
田七人参（茶あるいは粉末）4〜6ｇ。
枸杞子18ｇ。もどしておく。

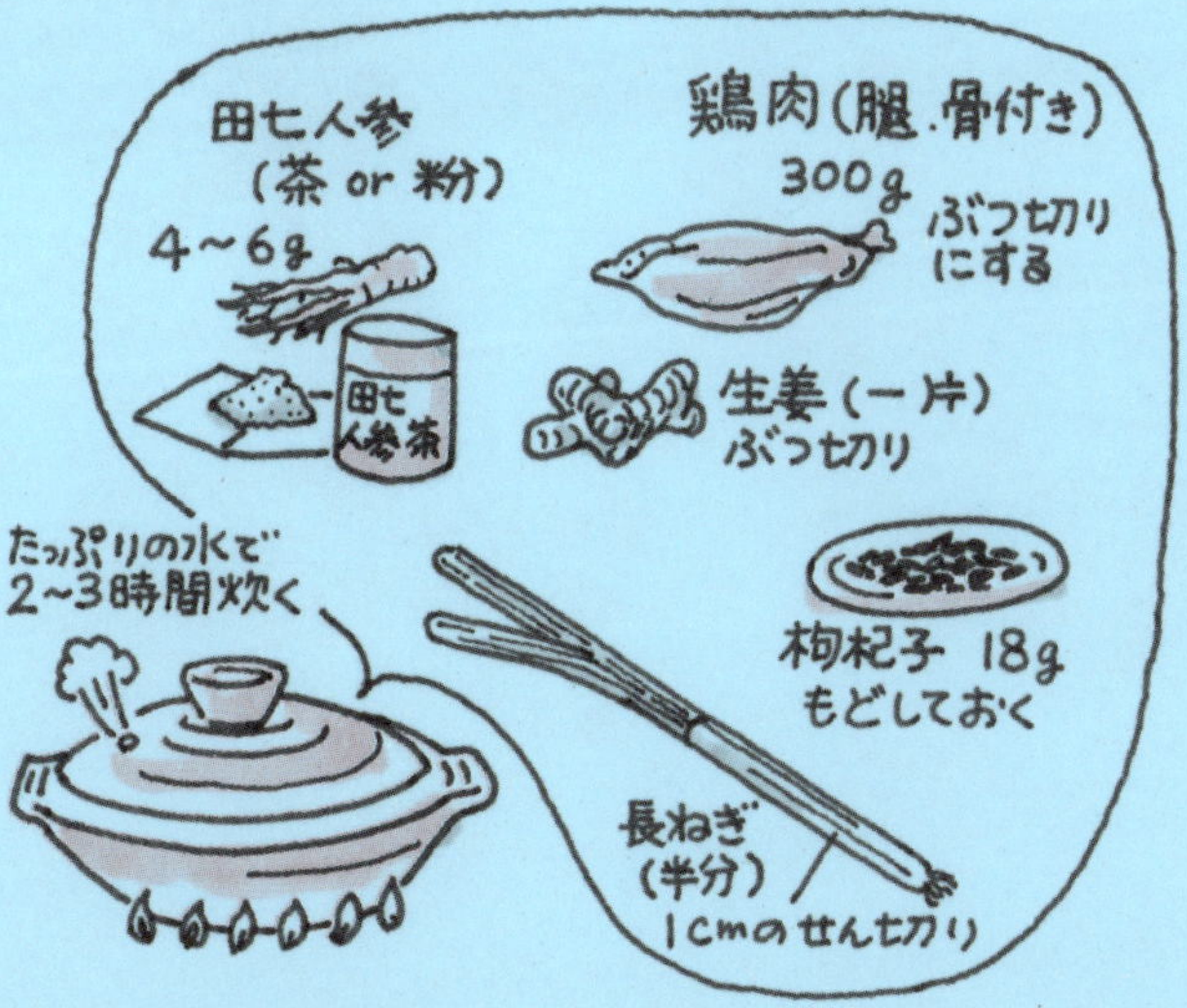

生姜1片。ぶつ切りにする。

長ネギ1本。半分を1センチ長さのせん切りにし、残りはみじん切りにする。

しいたけ6枚。4分に1に切って、お湯でさっとゆでて水気を切る。

しめじ1パック。石づきを除き、さっとゆでて水気を切る。

胡椒、塩適量。

《作り方》

①鶏の腿肉、生姜、せん切りの長ネギ、田七人参粉、枸杞子を、金属鍋か土鍋に入れます。

②鍋にたっぷりの水を入れて2～3時間炊きます、炊き上がったら、胡椒、塩適量で味を整えます。

③茶碗にしいたけ、しめじを入れて、出来上がったスープと鶏肉を盛り、みじん切りの長ネギを散らします。

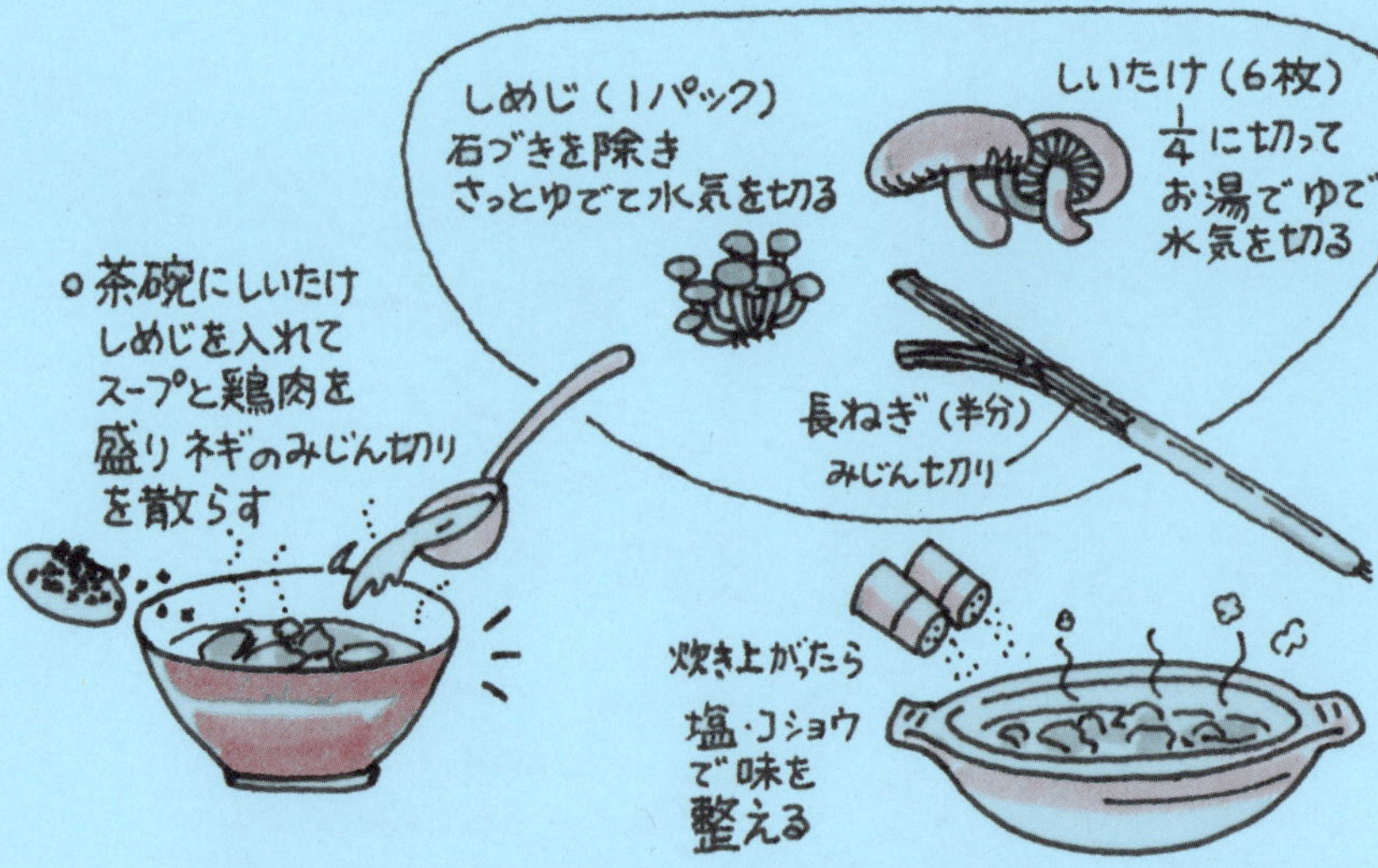

黒キクラゲとクルミの肉炒め

［こんな方に］シワ、たるみを改善したい。肌を綺麗にしたい。喘息にも悩んでいる。

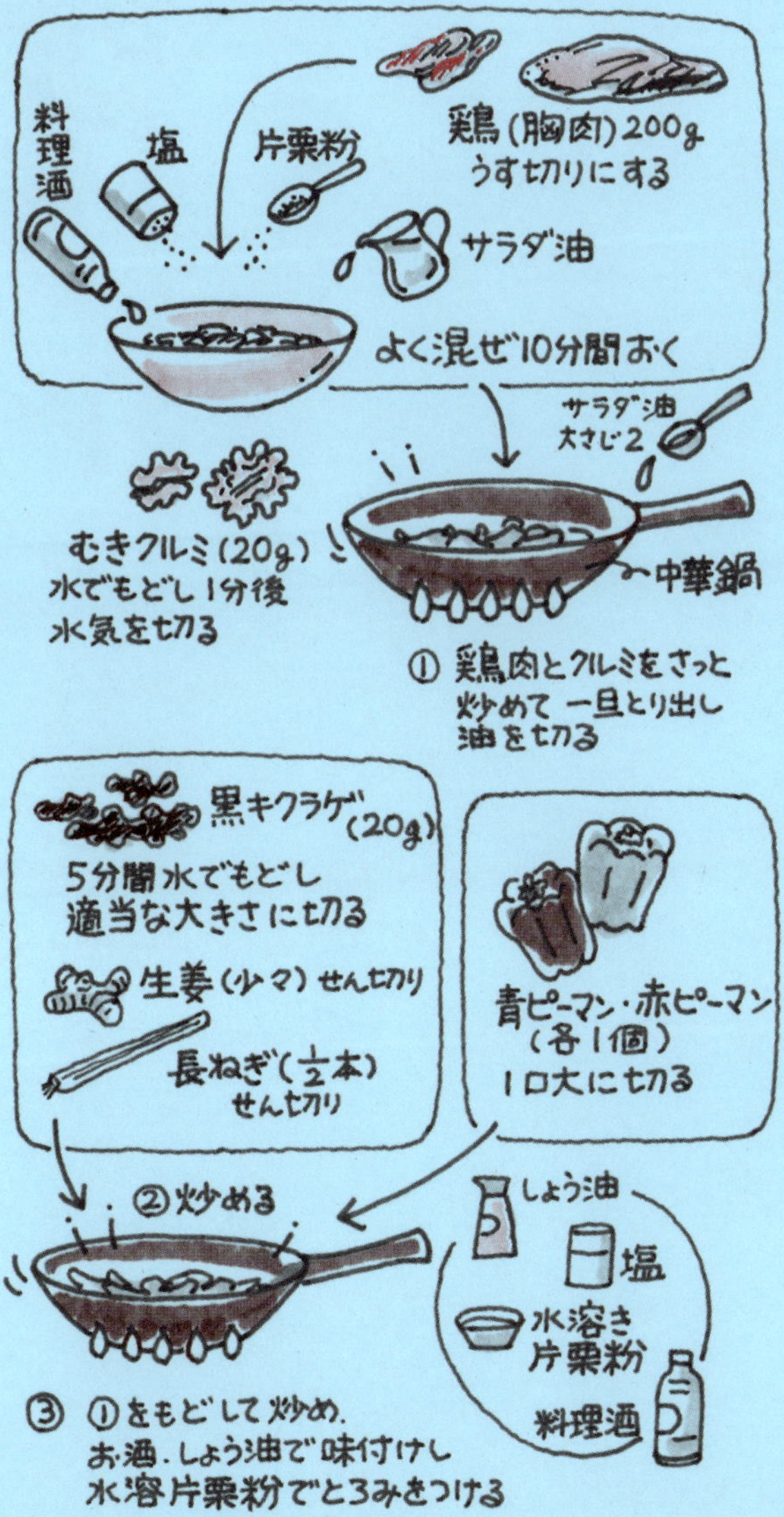
料理酒
塩
片栗粉
鶏（胸肉）200g
うす切りにする
サラダ油
よく混ぜ10分間おく
サラダ油
大さじ2
むきクルミ（20g）
水でもどし1分後
水気を切る
中華鍋
① 鶏肉とクルミをさっと
炒めて 一旦とり出し
油を切る
黒キクラゲ（20g）
5分間水でもどし
適当な大きさに切る
生姜（少々）せん切り
長ねぎ（1/2本）
せん切り
青ピーマン・赤ピーマン
（各1個）
1口大に切る
② 炒める
しょう油
塩
水溶き
片栗粉
料理酒
③ ①をもどして炒め、
お酒、しょう油で味付けし
水溶片栗粉でとろみをつける

揚げなすの紅花《べにばな》散らし

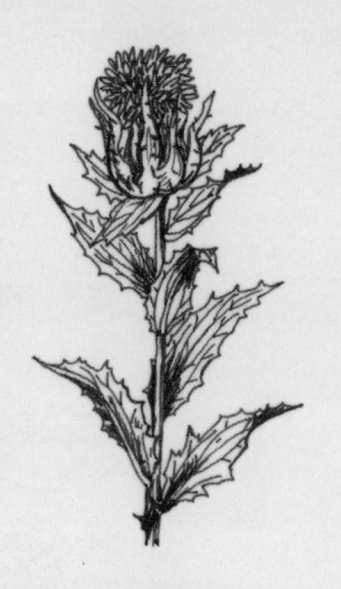

［こんな方に］瘀血タイプ。動脈硬化、心・脳の血管病、婦人病、生理痛など。顔の症状として、くすみ、目の下にくまができる。

《食材と効能》
紅花：温性。血をサラサラにする。血行をよくする。

《材料》（4人分）
なす3個。へたを取って、1個をタテに2つ割りにする。
紅花2ｇ。
豚挽肉100ｇ
ニンニク、長ネギ、生姜各少々。すべてみじん切りにしておく。
塩、胡椒、片栗粉、油、豆板醤、ゴマ油各適宜。

《作り方》
①挽肉にニンニク、生姜、片栗粉、醤油、ゴマ油、胡椒を混ぜて30分おく。
②なすを油で揚げてから、皿に取る。
③豆板醤を炒め、挽肉を入れて、水少々を加えて、5分間煮る。
④味を整え、水溶き片栗粉でとろみをつけてから、皿に取ったなすにかける。
⑤紅花とみじん切りの長ネギを散らす。

ハトムギ茯苓《ぶくりょう》ご飯

［こんな方に］胃腸が弱い。むくみがある。不眠気味。

《食材と効能》
茯苓：健脾利湿《けんぴりしつ》（消化機能をよくし、水分代謝を活発にする）、寧心安神《ねいしんあんじん》（精神安定作用がある）。

《材料》（4人分）
白米1カップ。
茯苓20g、ハトムギ（薏苡仁）20g。

《作り方》
①水で一晩もどした茯苓を10～20分ゆでる。
②洗った白米の水気をよく切って、茯苓と混ぜて、炊飯器で炊く。

山薬ゴマお粥

［こんな方に］肌がカサカサして困っている。

《食材と効能》
山薬：健脾益肺《けんぴえきはい》（脾胃と肺系統を補う）、潤膚容顔《じゅんぷようがん》（肌を潤し、顔色をよくする）。

《材料》（4人分）
山薬20g、黒ゴマ20g、米50g、ミルク200cc、氷砂糖10g。

《作り方》
①山薬《さんやく》を小粒にし、黒ゴマと一緒に鍋で香りが出るまで炒る。
②ミルク、米、氷砂糖、水を入れて煮詰めてお粥にする。1日2回くらい食べるとよい。

潤膚《じゅんぷ》薬膳スープ

［こんな方に］くすみ、乾燥肌。

《食材と効能》

朝鮮人参：補気生津《ほきせいしん》（元気の源、元気を補い、津液を潤う）、安神潤膚《あんじんじゅんぷ》（リラックスさせ、肌を潤おす）、肌の張り、艶、弾力をつくります。

当帰：補血活血（血を養い、血の巡りをよくする）、潤膚通便《じゅんぷべんつう》(肌を潤い、便通をよくする)。肌の血色をつくり、弾力を維持し、潤いを増します。

茯苓：健脾利水《けんぴりすい》（消化吸収機能を高め、体内の不要な水を取り除く）、安神潤膚(精神をリラックスさせ、肌を潤う)。肌の潤い､艶を維持します。

ユリ根： 潤肺生津《じゅんぱいせいしん》（肺を補い、津液を補う）、清心安神(精神安定作用があります)、肌の潤い､艶、張りをつくります。

《材料》（4人分）

鶏肉（骨つき）200ｇ。

豚骨200ｇ。

朝鮮人参3ｇ、当帰3ｇ、茯苓（ハトムギでも可）5ｇ、ユリ根5ｇ、枸杞3ｇ、金針菜8ｇ。

長ネギ少々、塩。

《作り方》

①生薬を茶パックに詰めておく。

②鶏肉と豚骨を水から煮て、浮いた脂、アクを取り除いてから、生薬パックと金針菜を入れて1時間以上煮詰める。

③スープ、金針菜を茶碗に入れ、長葱のせん切り少々、塩適量を散らしてできあがり。

美顔ゼリー

《食材と効能》

西洋人参：補気養陰《ほきよういん》（気を補い、津液を潤う）、清火生津《せいかせいしん》（熱をとり、体液を補う）。

黒ゴマ：補益肝腎（肝、腎系統を補う）、潤燥烏髪《じゅんそううはつ》(肌を潤し、髪の毛を黒くする）。便秘を改善します。

《材料》（4人分）

西洋人参20g、クルミ40g、黒ゴマ（炒めて香りを出す）40g。すべて粉にしておく。

桃仁（杏仁でも可）10g、桑の実20g、茶パックに詰めておく。

竜眼肉20g。

蜂蜜20g。

《作り方》

①500ccの水に生薬バックを入れ、煮出した薬汁が300ccになるまで煎じる。

②同様に2回煎じ、生薬バックを取り除く。

③2回分の煎じ薬汁を合わせ、その中に西洋にんじん、黒ゴマ、クルミ、竜眼肉を入れて弱火で20分間煎じる。

④蜂蜜を入れてとろりとするまで混ぜる。

⑤出来上がったものを冷まし、冷蔵庫に保存して、お茶にひとさじ溶かして飲む。

スベリヒユ（五行草）ともやしのサラダ

［こんな方に］肌が脂ぎって仕方ない。

《食材と効能》

スベリヒユ：清熱利湿（熱と不要な水を取る）、涼血止血《りょうけつしけつ》（血を冷まし、止血作用もある）。中国ではニキビ、湿疹など肌のトラブルに使われます。

《材料》（4人分）

新鮮なスベリヒユ（五行草）100ｇ、もやし100ｇ。

砂糖、酢、しょうゆ、味の素、ゴマ油少々。

《作り方》

①スベリヒユは軟らかい部分を取って洗う。もやしも洗っておく。

②スベリヒユともやしを熱湯でゆで、軟らかくなったら、ざるに上げて水で冷やす。

③調味料で和えてサラダにする。

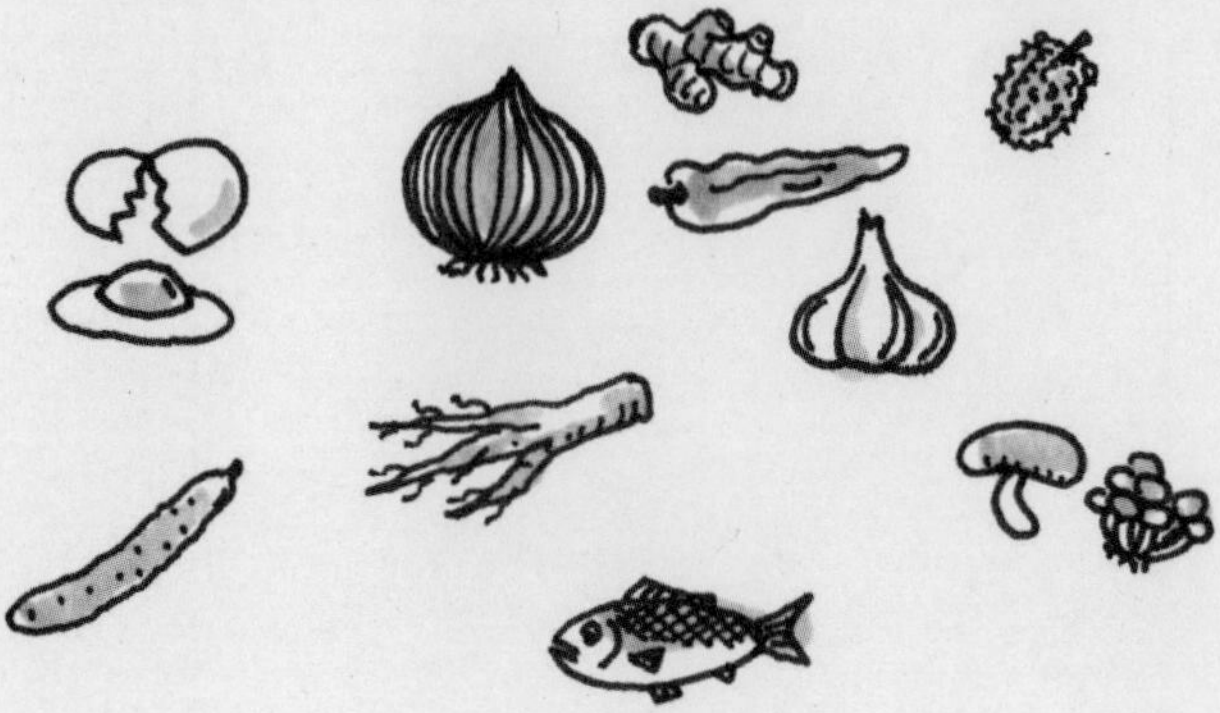

竜眼肉蓮子お粥

[こんな方に] 髪の毛の艶をよくしたい。

《食材と効能》

竜眼肉：養血益気（気と血を養う）、補益心脾《ほえきしんぴ》（心と脾系統を補う）。消化吸収機能を高め、血色をよくします。睡眠をよくし、髪の毛を黒くし、肌の艶をつくります。

蓮子（蓮のみ）：養心安神（精神安定作用があります）、補脾益腎《ほひえきじん》（脾と腎系統を補う）、髪の毛を黒くさせ、艶を出します。

《材料》（4人分）

竜眼肉10ｇ、黒ゴマ10ｇ、蓮子15ｇ、クルミ10g、大棗10個。
もち米50ｇ、黒砂糖少々。

《作り方》

竜眼肉、蓮子、黒ゴマ、大棗ともち米でお粥を作り、出来上がったお粥に黒砂糖を入れて食べる。

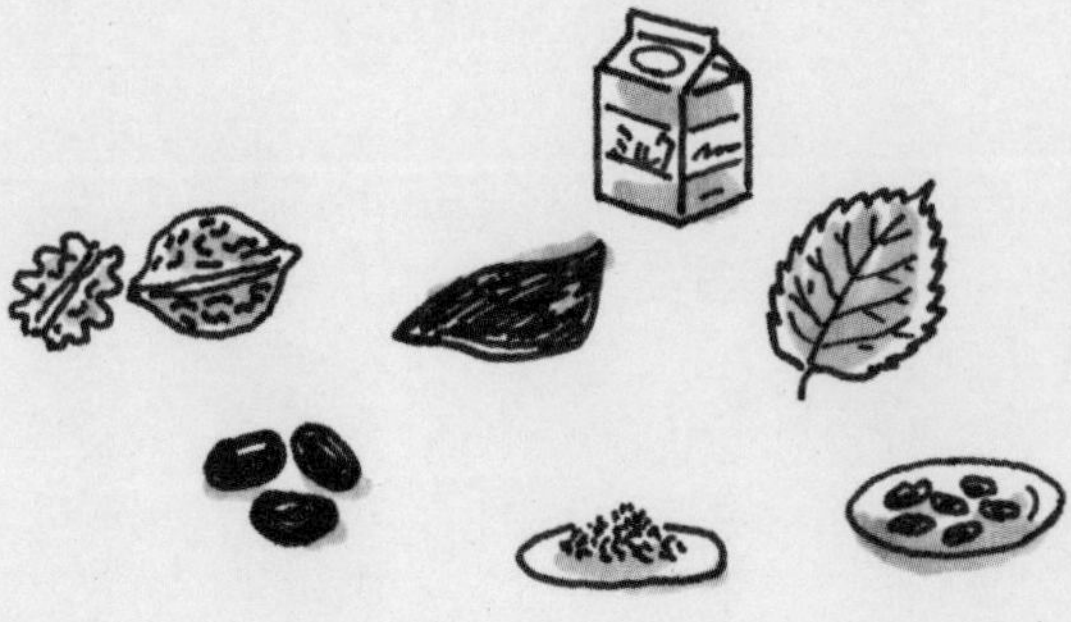

美肌ティー

お茶は飲料でしょうか、薬類でしょうか。実は歴史から見ると、数千年前からお茶は薬として使われているようです。

最古のお茶のバイブル『茶経』（陸羽著…七三三～八〇四）には、次のような記載があります。

「薬草の神様・神農という方が野原で水を温めているとき、偶然、茶の葉が鍋の中に落ちてきました。飲んでみると、気分がさわやかになるだけでなく、カラダの不具合もよくなりました。神農様はその経験からお茶を煎じたものは病を治せることを気づきました」

また、別の伝説では、

「神農様は百草を試しに舐めて、一日に七十二回の中毒になってしまいました。幸いに茶を得て解毒することができました」

しかし現在では、お茶は薬効作用のためというより、ほとんどの場合飲料として使われています。

中国には「扉を開く、一日が始まると七つのものが欠かせない。それは油、塩、柴、米、味噌、酢、茶である」ということわざがあります。お茶を生活に欠かせない備品として取り扱っているのです。

茶の文化は中国のみにとどまらず、世界中に広がって多くの人たちに愛されています。

また、現在ではお茶は茶葉でつくったもの以外に、体質を測り、生薬なども入れてつくった飲料もお茶、あるいは薬茶と呼んで愛用され、健康の維持に役に立っています。

Q1 美肌によく使われるお茶を教えてください。

A1 体質、症状によって選び方が変わります。あなたの状態と照らし合わせてください。

①普通のお茶

緑茶：発酵していない茶の葉でつくったお茶です。頭と目を清める、のどの渇きを抑える、食欲増進、利尿を促す、解毒などの効能があります。また、熱を取り、精神を安定させ、消化機能を高め、油分を取り除き、口臭を取る作用も認められています。美容飲料といっていいでしょう。

紅茶：発酵しているお茶です。消化機能を高め、利尿作用はより有効です。

烏龍茶《ウーロン》：半発酵茶です。烏龍茶は、中国よりも日本で高名なお茶と言ったら、日本の人は驚くことでしょう。烏龍茶はコレステロールを下げ、中性脂肪を抑える作用があり、健康増進、女性の体型を守るのには最適なお茶です。

花茶：緑茶に花を混ぜて作ったお茶で、お茶の一般作用以外に、花が入っているので、理気《りき》開鬱《かいうつ》（リラックスさせ、精神を安定させる）の作用が非常に特徴的です。イライラしやすい人に最適なお茶でしょう。日本ではジャスミン茶が有名ですが、中国ではジャスミン茶以外に、ギンモクセイ花茶、玫瑰花茶、梅花茶、菊花茶などいろいろ愛飲されています。

普洱茶《ふじちゃ》（プーアール茶）：普洱茶が中国だけではなく世界で有名になっている原因は、顕著な健康促進作用があるからです。消食健胃《しょうしょくけんい》（消化機能を高める）、理気《りき》醒脳《せいのう》（リラックスさせ、疲労を取る）、コレステロールと中性脂肪を抑えるなどの作用が認められ、女性によい美容茶です。

雪茶《せっちゃ》：高山少数民族に愛用される地衣類の一種で、脂肪分解作用、コレステロール抑制作用があります。

②単味薬茶

シベリア人参（刺五加）茶：カラダを温め、ストレスを緩和し、リラックス効果があってよい睡眠をもたらします。

田七人参：血のめぐりをよくし、瘀血を取ります。鶏スープに入れて煮ると、補血作用もあり、顔色をよくします。

西洋人参：元気を養い、内臓機能を強くします。疲労を取り、津液を養う作用があります。疲れやすい、口は渇きやすい、体力が低下などのときに有効です。

板藍根：清熱解毒（炎症を取り、ウイルスや細菌の感染を防ぐ）作用があります。喉の痛みがあるとき、風邪を引いて熱があるときに用いられるお茶です。吹き出物、ニキビ、アトピー性皮膚炎にもよく利用されます。

五行草：清熱解毒、利湿（余分な水分を取り除く）作用があります。中国では咳止め、下痢止めにも使われています。吹き出物、ニキビ、アトピー性皮膚炎に有効です。

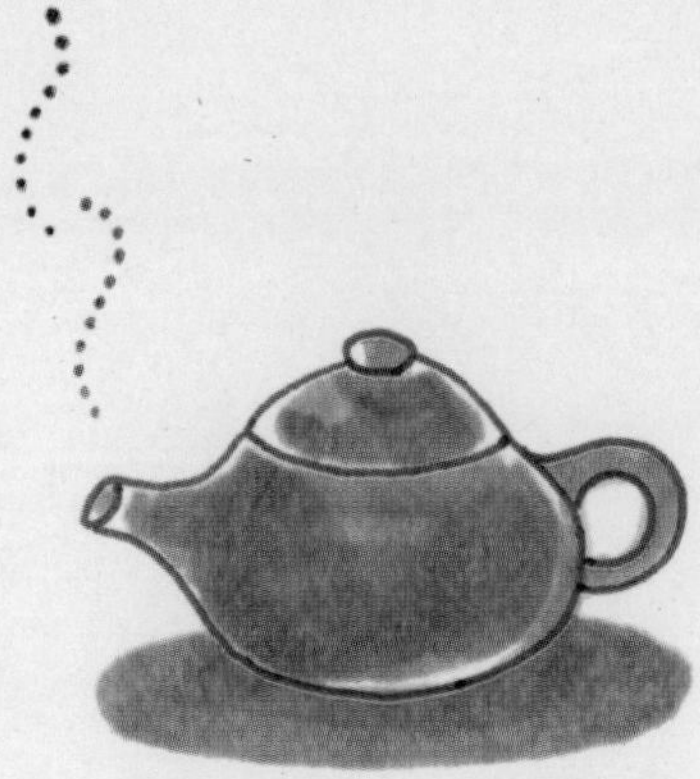

症状別薬茶レシピ

ゴマ茶

《効能》肌のカサカサ、髪の毛の黄変に有効です。肝腎を養い、血を養い、肺を潤わせる作用があります。

《材料》黒ゴマ6ｇ、お茶3ｇ。

《作り方》黒ゴマを炒めて香りを出し、お茶と一緒にカップに入れます。お湯を注いで10分待ちます。毎日飲みましょう。

美顔茶

《効能》気血を養い、血色をよくし、肌の艶を出します。

《材料》竜眼肉5ｇ、枸杞子5ｇ、山楂 子5ｇ、烏龍茶3ｇ、氷砂糖少々。

《作り方》全部の材料をカップに入れ、お湯を注して5分間待ちます。

珍珠茶（西太后御用達）

《効能》肌に潤いを与え、艶を出します。

《材料》珍珠末1ｇ、お茶3ｇ。

《作り方》材料をカップに入れ、お湯を注して混ぜて3分間待ちます。
10日に1度服用します。

杞菊茶

《効能》イライラを鎮める作用があります。

《材料》枸杞5～7粒、菊2～3本、ジャスミン茶。

《作り方》枸杞と菊をカップに入れておく。ジャスミン茶適量を急須に入れ、お湯を注いで3～5分待ち、これをカップに注いでさらに3～5分待って出来上がりです。

減肥茶

《効能》消化機能を高め、体内の余分な水を取り除き、脂肪分を分解します。ダイエットに有効です。

《材料》お茶、山楂子、草決明《そうけつめい》、荷葉《かよう》、陳皮、茯苓、莱服子《らいふくし》、茵陳蒿《いんちんこう》、薏苡仁《よくいにん》各同量。

《作り方》全部の材料を粉にして混ぜ、混合した粉5ｇを茶バックに入れ、急須に入れてお湯を注して５分間待ちます。

日本では柳茶《りゅうちゃ》、荷葉、すぎな、シベリア人参で作られたものが市販されています。

column3

ティータイム

たかが一杯、されど一杯──。

ちょっと休憩したいとき、あるいは誰かと出会ったとき、「お茶でも飲みましょうか?」といったフレーズが自然に出てきます。お茶を飲みながらの会話は少なからずリラックスしたものになっているはずです。

ことさら左様にお茶の存在は、生活の中に入り込んでいるといっていいでしょう。言い方を変えれば、お茶は生活をスムーズにするための〝潤滑油〟。人間関係を円滑にするための「欠かせない一杯」なのです。

お茶の原点はご存知のとおり、中国です。広大な大地のあちこちで薬としての飲用が起こったようですが、地方によって「TAY(テイ)」(中国福建語系)と「CHA(チャ)」(広東語系)という名称となり、前者が「ティー」となり、後者が「茶」となったと言われています。

お茶の効能は歴史的口伝ではありません。約二千年前(漢の時代と言われる)にすでに明文化されているのです。

中医学における薬草マニュアルの原典として有名な『神農本草』にその記載を見ることができます。「お茶は思惟をよくし、リラックスさせ、カラダを軽くする」「カラダを軽くする」はそのまま、ダイエットに有効ということです。さらに、「老化を遅らせる」と。

唐、宋の時代にお茶は頭痛、食滞、痰熱、小水が出にくいなどの病にも有効な薬として使われました。それ以降、お茶と生薬を合わせて薬茶として治療、養生をする方法はさらに盛んになっていったのです。中医学にはお茶は清熱安神《せいねつあんじん》(熱を取り、精神を安定させる)、消食去脂《しょうしょくきょし》(消化機能を高め、油分を取る)、口臭を取る作用を認めています。

中国では食事の後に、お茶を飲むことは常識です。なぜなら、中華料理は油などの脂肪分を多く使っているので、食事の後にお茶を飲むと、脂肪分の分解、排泄が速くなり、カラダの健康を維持してくれるのです。

現代科学でもお茶の効能をはっきりと認めています。食生活が乱れがちな現代人にとって、お茶は一番ポピュラーな健康食品として、その存在感を示しています。

文明が進んで、健康法は時代をさかのぼる……。このへんで「ティータイム」——。

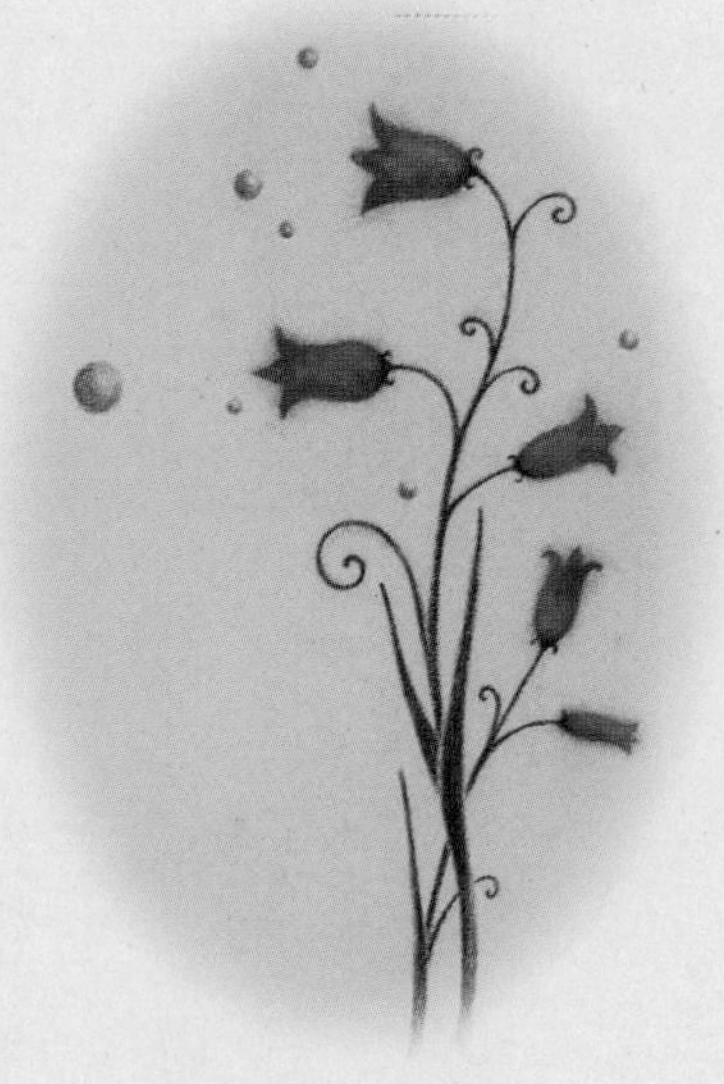

5

自分でできる中医学エステ

ツボと経絡——全身をつなぐネットワークとステーション

○ツボは体調調節ボタン

「ツボ」という言葉、よく耳にしたり、口に出したりしていませんか。すっかりお馴染みの言葉ですが、「じゃあ、ツボって何?」と聞かれると、あらためて説明できる人は多くはないと思われます。

ツボとは、人体のさまざまな場所にある刺激を感じ取る敏感なポイントのことです(定説では三六五ヵ所)。ツボを刺激すると、その刺激は経絡を通って目的地に到達します。そして内臓の機能を調節して人体の抵抗力を高め、病気の予防と治療をするわけです。

○経絡——本体が見えない気血の道

では、「経絡」って何? 経絡の正体はまた不明なのですが、刺激を受けたとき、経絡の走行経路に沿って刺激を伝達する現象が認められています。つまり、経絡は全身に刺激や気血を運ぶパイプであり、伝達ルートなのです。

中医学は、カラダの表面に存在している刺激に対する敏感点(これがツボです)と、神経とは異なる刺激を伝達する通路(経絡です)が存在していることを発見しました。そのツボと経絡は、ネットワークのように全身を覆って、肌と全身の器官とつなぎ、人間を有機的統一体としています。また、経絡は気血の通り道として全身を潤し、正常な生命活動を維持する働きがあります。

中医学では、これらのツボ、経絡に適度な刺激を加えることによって、体内の機能の乱れを調節するのです。鍼灸、中国式マッサージなどはすべてこの「ツボと経絡」の考え方が基本にあり、養生と治療には欠かせない理論となっています。

美容の面でも、中医学エステはツボ・経絡のマッサージを利用して肌を保護し、改善することが基礎になります。経絡・血脈の運行不調は肌の栄養障害を引き起こします。経絡の流れが詰まると気血のめぐりも必ず悪くなります。肌に十分な栄養を供給できないのですから、肌は艶がなくなり、カサカサと乾燥し、皮がむけ、あざやシミが現れたりします。経絡の停滞を正常にしてスムーズな流れを守ることが、健康にも美容にも大切と考えるのです。

中国エステ実践篇――「さあ、やってみましょう」

ツボマッサージ法

推法《すいほう》：指または手のひらで皮膚経絡上を前後、上下または左右に推し動かす方法。
按法《あんぽう》：指、手のひら、肘、足または道具や器械で身体の部位を押さえる方法。
摩《ま》法《ほう》：指、手のひらで身体の部位を摩擦する方法。
揉法《じゅうほう》：指、手のひらで身体の部位を揉む方法。

捏法《ねつほう》：指で筋肉、腱をつまむ方法。
叩法《くほう》：指先に力を入れて身体を叩く方法。

経絡とツボに正しく按摩を行なうと、酸《さん》（だるさ）、脹《ちょう》（張った感じ）、重《じゅう》（重い感じ）、麻《ま》（しびれ）などの感覚が生じます。これらの感覚が経絡に沿って伝わるのです。

ツボの位置のみつけ方に簡単に触れておきましょう。登場する「寸」は「同身寸」と呼ぶもので、自分の親指の幅です。例えば「二寸」と言えば、「親指の幅×2」となります。ツボの位置は大体の感覚・目安で探っていくと、敏感に感じるポイントが判明するはずです。

よく使われる方法として、つぎの二つがあります。

①直指量法―中指を曲げ、その第一関節と第二関節の横ジワから横ジワの間隔の長さ、または、親指の関節の幅を一寸とします。

②横指量法―人指し指、中指、薬指、小指の四本を合わせ、第二関節の部分の幅を三寸とします。

同身寸

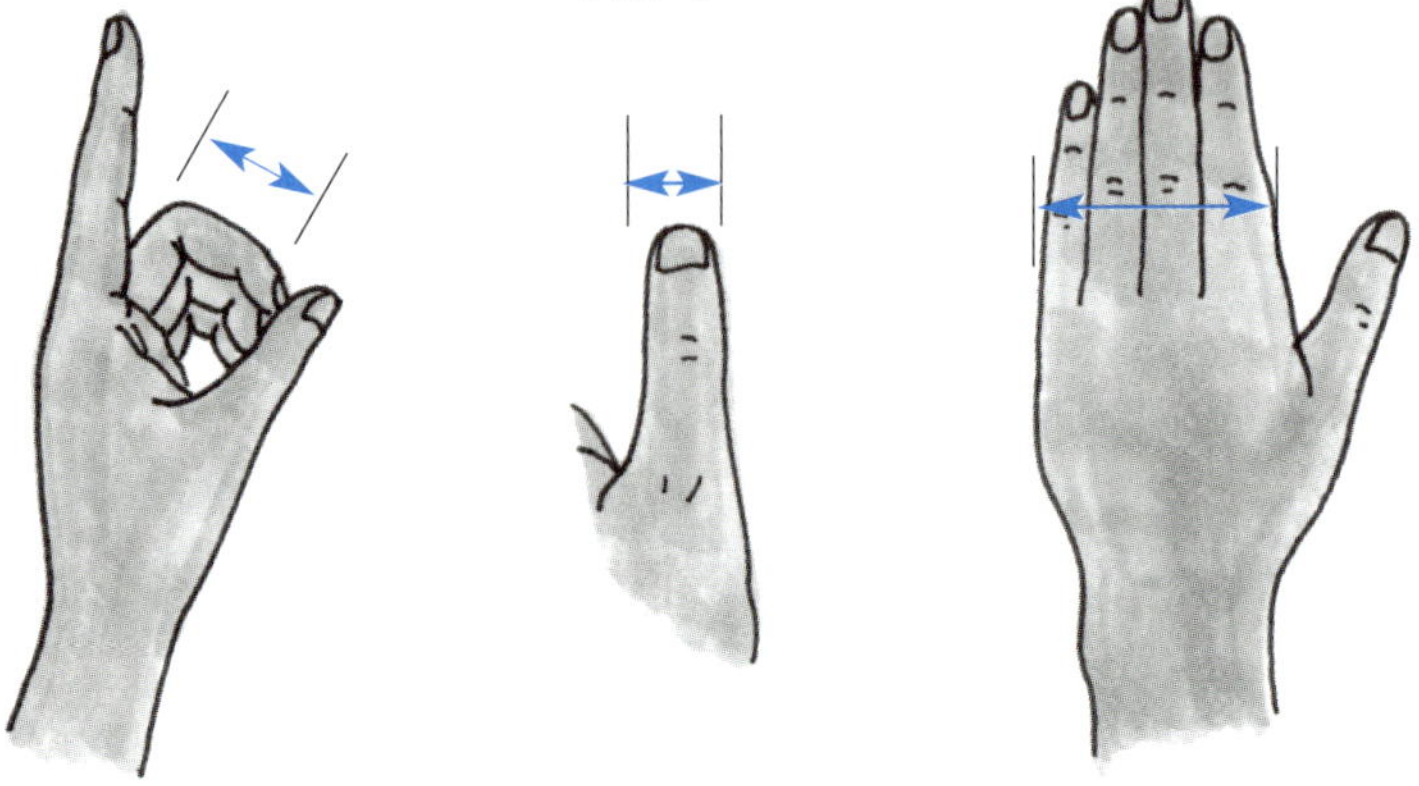

すぐできるツボマッサージと経絡体操

1 入浴時のツボマッサージ

目的―血流を改善します。経絡・気血のめぐりを順調にし、内臓の機能を調節します。

次にあげるツボをマッサージしてください。指で押してやさしい刺激を与えます。それぞれ5秒×8回。（☆だけでも十分に効果を期待できます）

☆足三里《あしさんり》…膝蓋骨の下三寸の位置から外側に一寸のところ。

承山《しょうざん》……つま先に力を入れて足を伸ばしたときに、腓腹筋が内外二方向に分岐するところ。「人」の字形の陥凹部の頂点。

☆合谷《ごうこく》……手の甲の、第一中手骨と第二中手骨の中央やや人指し指寄り。

☆湧泉《ゆうせん》……足の裏（足指を含まない）の中心線上で、先の方から三分の一のところ。

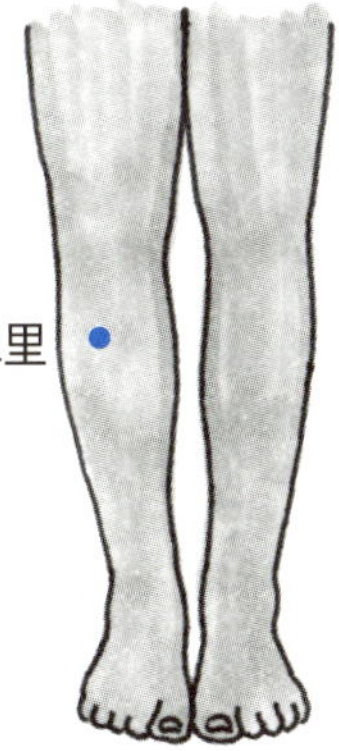

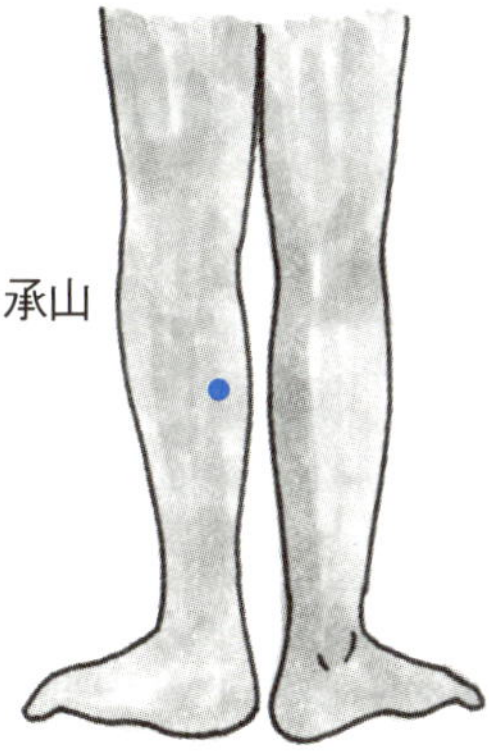

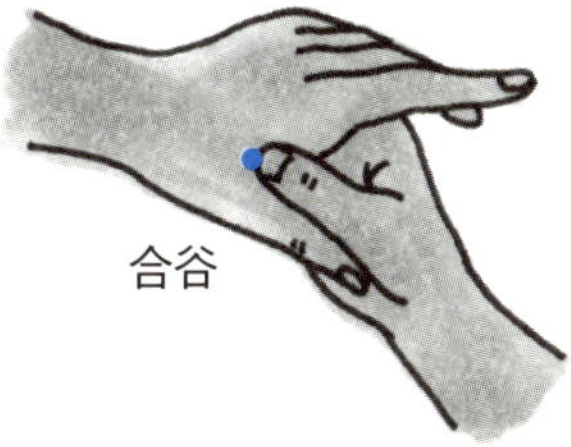

太谿《たいけい》……内踝《ないか》（くるぶしの内側）とアキレス腱との間の陥凹部。
☆中脘《ちゅうかん》……カラダの前部の前正中線の上、臍の上四寸のところ。
風池《ふうち》……うなじのちょうど外側のへこんだ部分（髪の生えぎわ）。

百会《ひゃくえ》……頭頂部のかすかに凹んで感じられるところ。

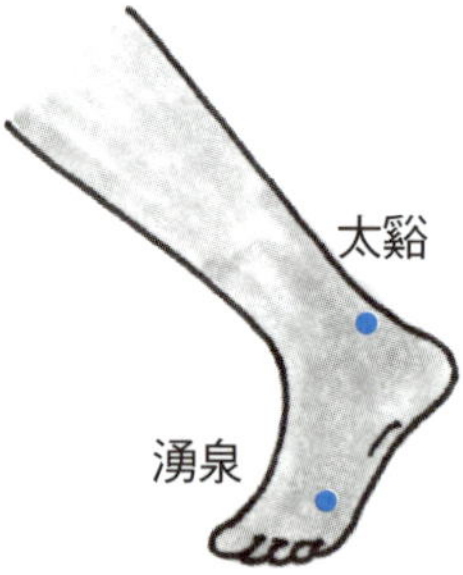

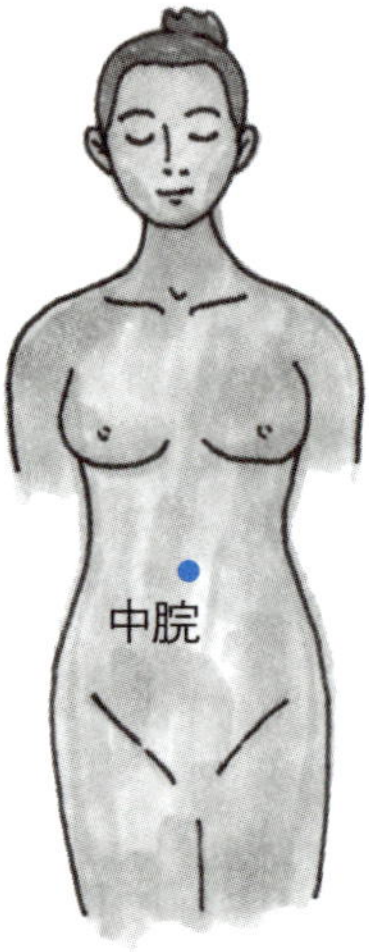

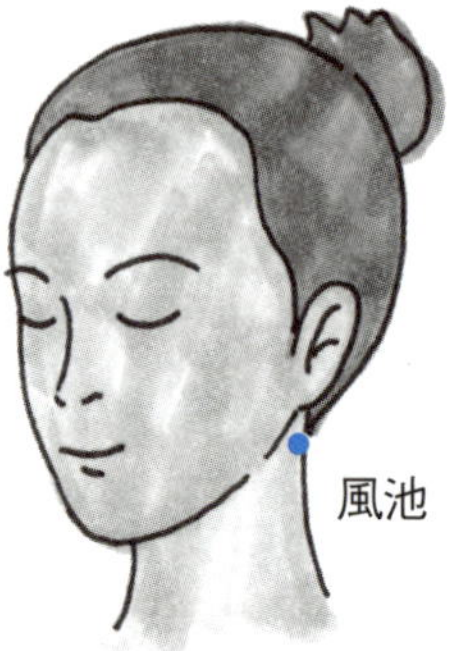

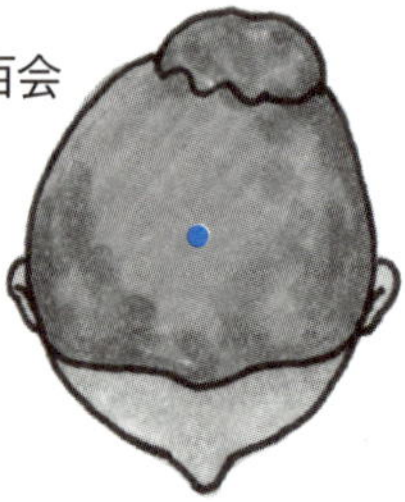

2　五十肩、肩こり解消法

目的―こりをほぐす外的マッサージと、内臓機能の向上を図ります。

次のツボをマッサージしてください。指で押してやさしい刺激を与えます。それぞれ5秒×8回。

肩井《けんせい》……大椎《だいつい》穴と肩峰突起を結んだ中心点。

天柱《てんちゅう》……うなじの髪の生え際の上0・5寸のところ。僧帽筋外縁。

肩髃《けんぐう》……鎖骨鶻肩峰端下縁、上肢を水平位まで外転したときに、肩関節上部に現れる二つの陥凹部の内の前の陥凹部。

肩貞《けんてい》……腋窩横紋の後端より上一寸のところ。
天宗《てんそう》……肩甲骨棘下窩の中央。
秉風《へいふう》……肩甲骨棘上窩の中央、天宗の真上。

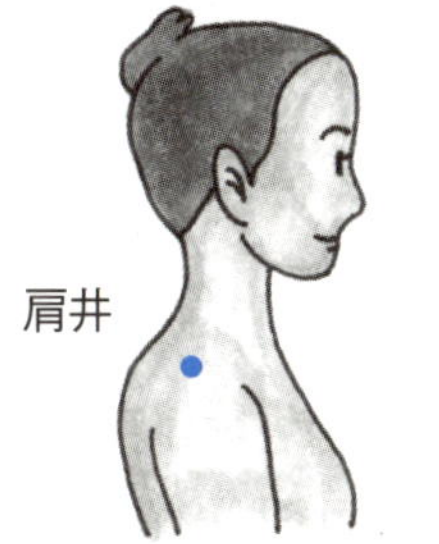

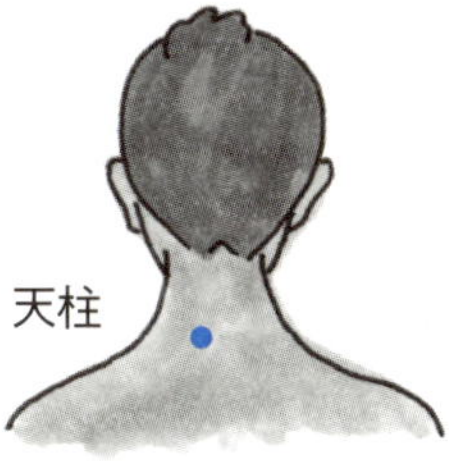

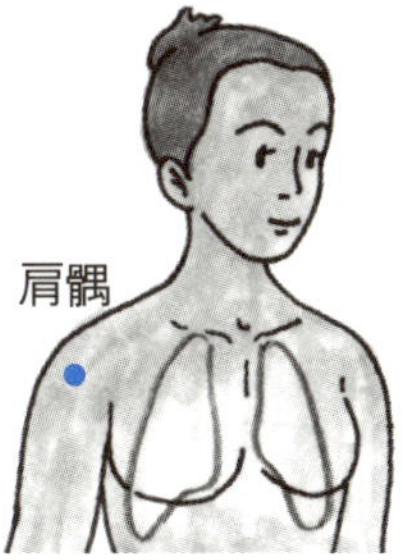

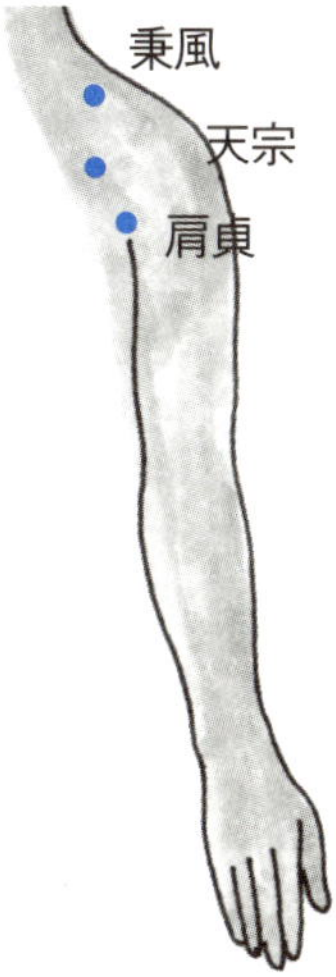

壁昇り体操

肩が痛くない程度に腕を上げて、手のひらと指で壁を軽く押さえます。そのまま上に向かって、指を這わせていきます。徐々に腕が上がっていきます。痛くなったら無理をせずに、改めて挑戦していくのがよいでしょう。両手を交互に行ないます。

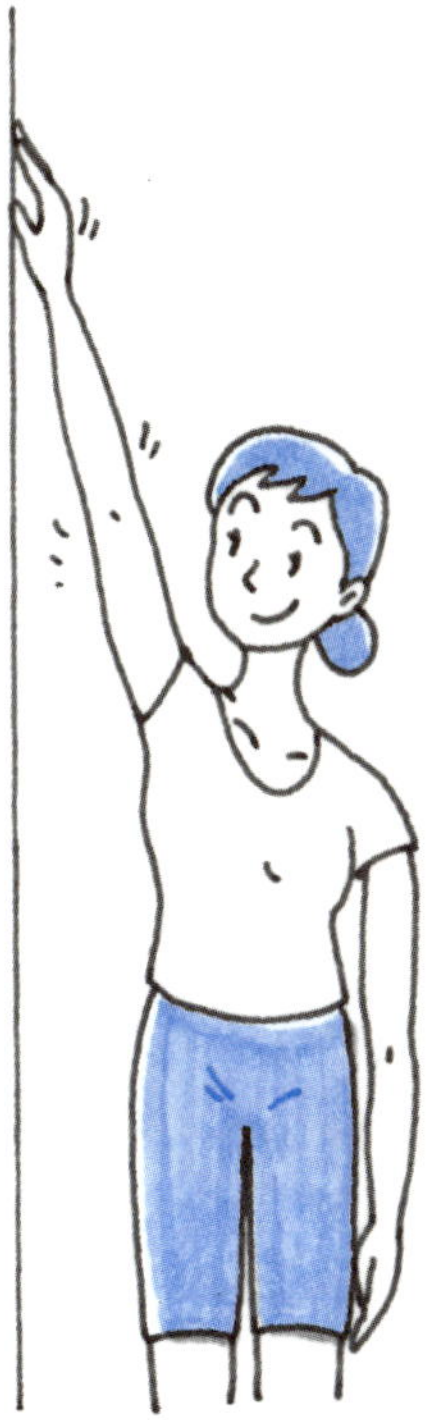

3 腹部の贅肉をとる

第一歩・腹部をマッサージ

腹部を時計回りの方向に沿ってやさしくマッサージする。

第二歩・手のマッサージ

細い棒で手の胃、脾、大腸区に強めの刺激を与える。

第三歩・体幹部のマッサージ

次にあげるツボをマッサージする。指で押してやさしい刺激を与える。

それぞれ5秒×8回。

天枢……臍の横、二寸のところ。

帰来《きらい》……臍の下四寸、臍の横二寸のところ。

足三里…膝蓋骨の下二寸の位置から外側に一寸のところ。

中脘……カラダの前部の前正中線の上、臍の上四寸のところ。

養生と予防―食生活をコントロールし、適度な運動を励行してください。

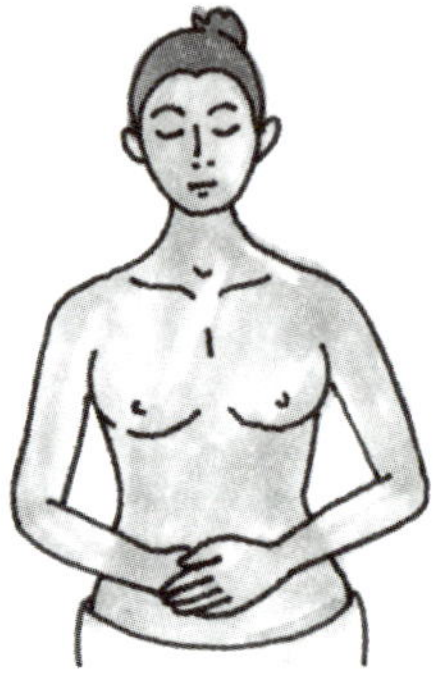

第一歩

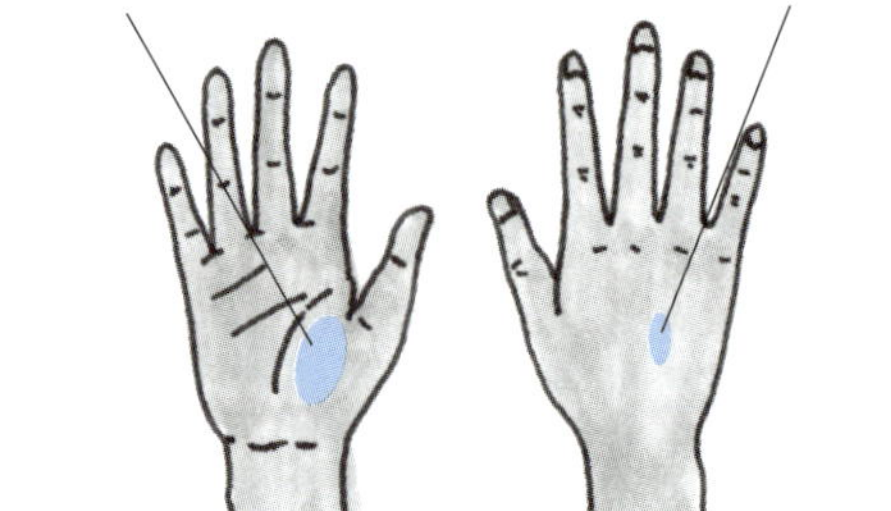

第二歩

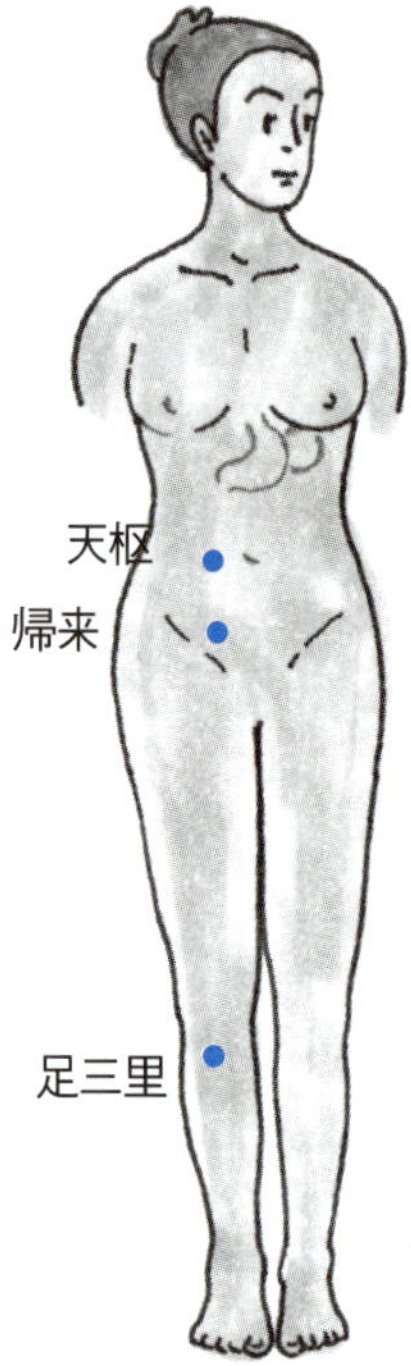

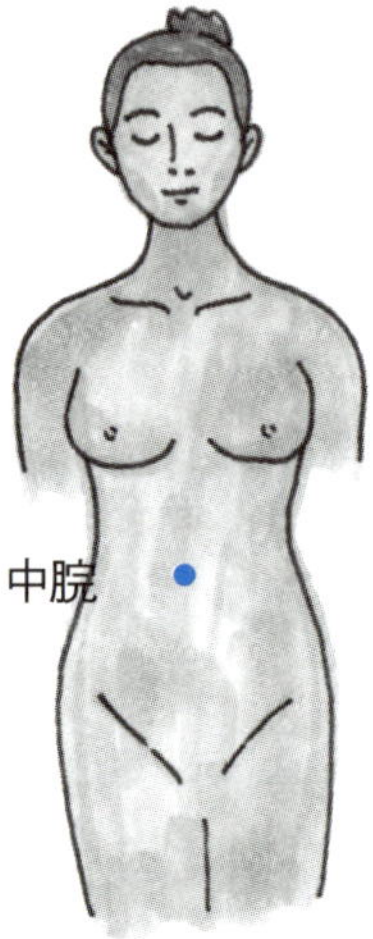

4　消化機能を促進するツボマッサージ

目的―消化を促進、腹脹、便秘を解消します。

第一歩

両手を温かくなるまでこすってから、臍を中心に時計回りに腹部を一〇〇回摩擦する。

第二歩

足三里をマッサージする。

5　歯の体操

目的―歯を丈夫にし、消化機能を高めます。

目を軽く閉じてリラックスし、上下の歯を三六回カチカチ合わせましょう。口腔内、歯茎、唇の間に舌を回し、生じた唾液で口中をすすぎ、呑み込みます。

1　シワを減らし、予防する

①顔面のマッサージ

第一歩・「イ」から、「ロ」までマッサージする。

第二歩・「ハ」ら「ニ」までマッサージする。

第三歩・「ホ」から「ヘ」までマッサージする。

イ　承漿《しょうしょう》……下唇にある陥凹。

ロ　聴会《ちょうえ》……耳珠《じしゅ》（耳道の手前の突起物）の前下方、珠間切痕（耳介の下端の切れ込み）前で、口を開いたとき陥凹するところ。

ハ　地倉《ちそう》……口角の外〇・五寸のところ。

ニ　聴宮《ちょうきゅう》……耳珠の中央と下顎頭の間の陥凹部。口を開いて取穴する。

ホ　迎香《げいこう》……鼻翼《びよく》の横〇・五寸のところ。鼻唇溝中にある。

ヘ　耳門《じもん》……前切痕の前、下顎関節後縁の陥凹部。

第四歩・目の周囲のツボをマッサージする。（一五四〜五ページ参照）

次にあげるツボをマッサージする。指で押してやさしい刺激を与える。それぞれ5秒×8回。

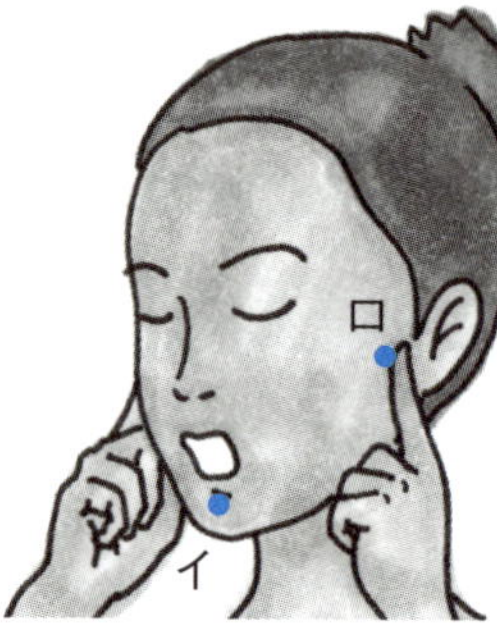

第一歩

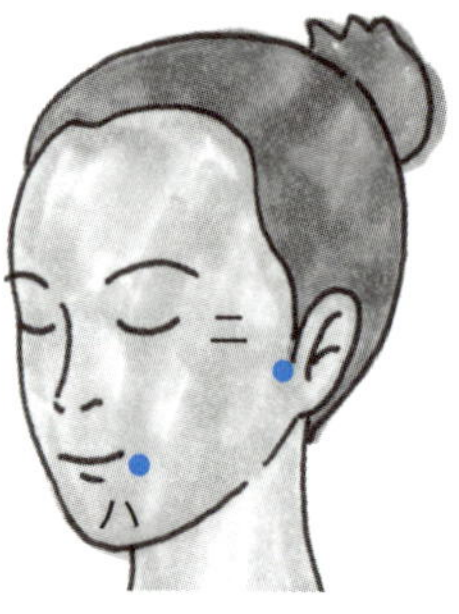

第二歩

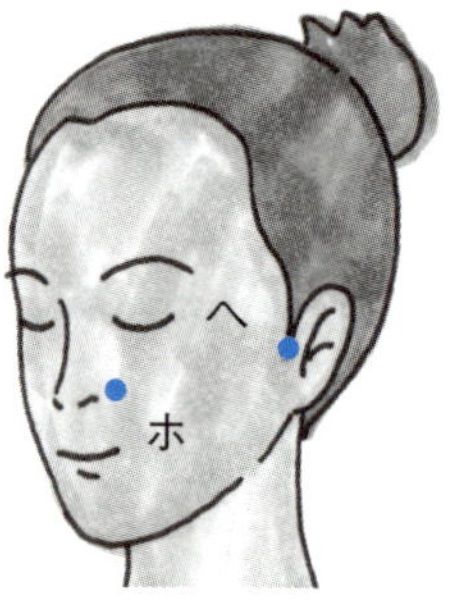

第三歩

攅竹……眉の内側の端。

魚腰……眉の真ん中。

絲竹空…眉の外側の端の陥凹部。

太陽……眉の外側の端と目尻を結んだ線の中心から三センチ外側のところ。

承泣……眼窩の下辺の真ん中と眼球の間。

瞳子髎…目尻から外側に〇・五寸のところ。

第五歩・攅竹から額部を通し、太陽までマッサージする。

第六歩・「摩面《まめん》」（顔を洗うように軽くマッサージする）。

②体幹部のマッサージ
次のツボをマッサージする。指で押してやさしい刺激を与える。各5秒×8回。

足三里…膝蓋骨の下三寸の位置から外側に一寸のところ。

曲池《きょくち》……橈側肘関節横紋頭と上腕骨外側。上顆との真ん中。肘を曲げた状態でツボをみつける。

合谷……手の甲の、第一中手骨と第二中手骨の中央やや人指し指寄り。

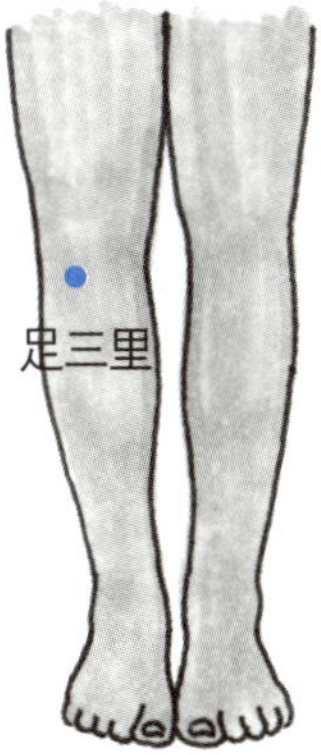

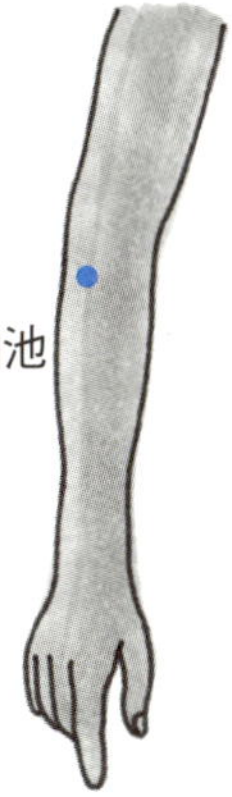

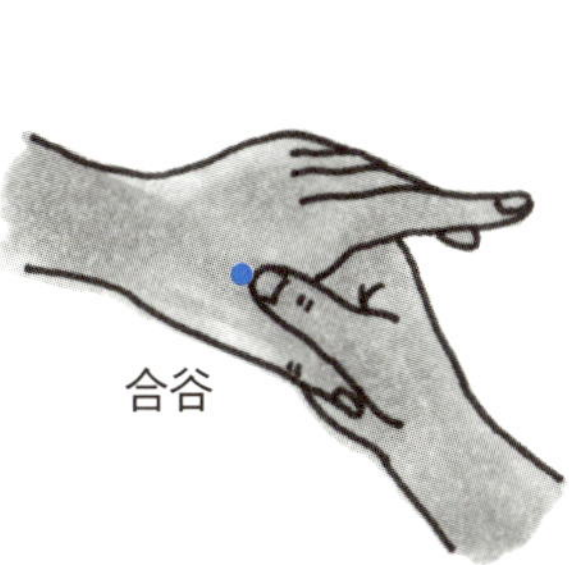

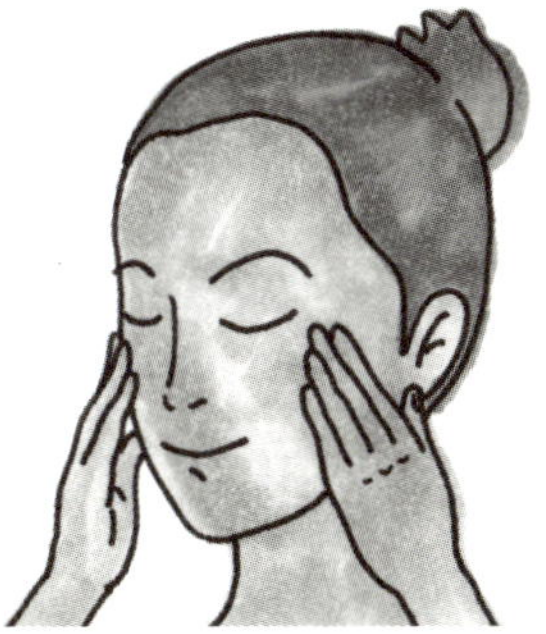
第六歩

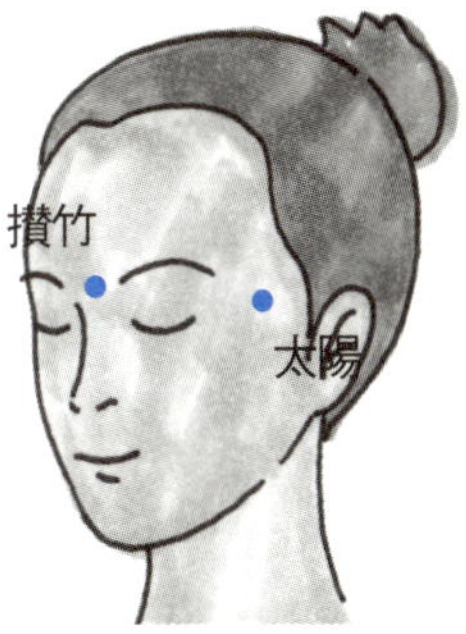

第五歩

2　美しい手と爪を

爪、指のツボをマッサージし、血液の流れを改善します。

第一歩・マイレドックという道具で指のマッサージをする。

第二歩・親指と人差し指で反対の手の指の付け根から指先まで一分間（指一本あたり）マッサージする。

第三歩・手の甲を、螺旋を描くように五分間くらいマッサージする。

第四歩・両手の拇指球（親指の腹）を、やや力を入れて三分間こすり合わせる。

第五歩・合谷を三分間マッサージする。

3　美しい髪を

髪の毛はよくとかすことを心がけましょう。自然にマッサージ効果が得られます。

第一歩・指で髪の毛をとかす両手の指をやや曲げ、指の先端で額の生え際から頭頂部を通って、後頭部のうなじの生え際まで、やや力を入れてマッサージしながらとかす。頭全体に二〇～四〇回繰り返す。

第二歩・頭の皮膚を押す

①手の形は第一歩と同じ、指先で額部から頭の真中線に沿って、頭皮をやや力を入れて押していく。

②頭の両側の皮膚を押しながらマッサージする。時間は五～一〇分間くらい。

第三歩・両手で髪の毛を掴んで軽く引っ張る。五分間くらい。

第四歩・両手で頭の皮膚をまんべんなく軽く叩く。一～二分くらい。

美肌に効くツボ

「押す」「叩く」「さする」……基本はやさしい刺激です。あなたの状態に合わせてツボ・マッサージを実践しましょう。

頭部

百会《ひゃくえ》……気のめぐりをよくし、脳の働きを健常にし、美顔作用があります。

顔部

迎香《げいこう》……鼻炎、吹き出物、シワなどに有効です。

首部

風池《ふうち》……自律神経を整える作用があります。耳鳴り、自律神経失調症に一定の効果があります。風邪を治療し、予防する作用もあります。

手部

合谷《ごうこく》……美顔作用、脳の機能を高める作用があります。頭痛、歯の痛みに有効です。

曲池《きょくち》……カラダの免疫機能を高める作用があります。また、血圧を調節、歯を丈夫にし、視力の低下を防ぎます。湿疹、ニキビ、口臭、抜け毛などにも有効です。

体幹部

中府《ちゅうふ》……肺機能を強める作用があります。

胃兪《いゆ》……胃腸の機能を強める作用があります。痩せすぎ、口内炎、口臭に有効です。

脾兪《ひゆ》……消化器系の機能を強める作用があります。顔色が暗い、ニキビ、シワ、肥満に有効です。

肝兪《かんゆ》……血を養い、肝機能を強める作用があります。シミ、ニキビなどに有効です。

心兪《しんゆ》……心機能を高める作用があります。顔色が青白いとき、目の周りのクマ、吹き出物、不眠などに有効です。

肺兪《はいゆ》……肺の機能を高め、咳、喘息のほか、ニキビ、カサカサ肌に有効です。

腎兪《じんゆ》……美肌作用があります。痩せすぎ、むくみ、抜け毛、カサカサ肌に有効です。

大谿《たいけい》……足腰を強くするツボです。腰痛、足のだるさを緩和する作用があります。

関元《かんげん》……元気をつけるツボで、生殖系の機能を強める作用があります。痩せすぎ、肌の艶がない、シワ、シミ、自律神経失調症に有効です。

気海《きかい》……気のめぐりをよくする作用があり、カラダに元気をつけ、肌を養います。痩せすぎ、カサカサ肌、むくみに有効です。

命門《めいもん》……「補腎」作用があります。カラダを元気にし、新陳代謝をよくします。冷え症などを解消できます。

足部

足三里《あしさんり》…消化機能を高め、元気をつけ、免疫機能を強める作用があります。肥満症、痩せすぎ、ニキビ、シワなどに有効です。

湧泉《ゆうせん》……気血のめぐりをよくして、不眠や疲労を改善します。シミ、肌の艶、頭痛に有効です。

三陰交《さんいんこう》…内臓、生殖器系統の働きを強める作用があります。むくみ、顔色が黄色っぽく生気がないときなどに有効です。

column4

笑門福来

病は気から

ストレスは美肌に限らず、人間の健康にとっての大敵であることは今さらの話ではありります。

人間の神経、内臓、血管、皮膚および内分泌などはすべて精神状態によって変化します。精神活動は内臓と密接な関連があり、ストレスは多くの病の元、過剰な精神変化は内臓を損傷し、気血の運行を撹乱します。したがって、精神の安定は美肌のための大きな要因でもあるわけです。気分、心境、自己をコントロールする能力が、何より大切なのです。さまざまな精神の動きは、内臓にそれぞれの影響を与えます。

中医学では「五神臓」と呼ぶほど、精神活動と内臓機能の関連性を強調しています。たとえば、「心」↔喜び、「肝」↔怒り、「脾」↔思い、「肺」↔悲しみ、「腎」↔驚き、恐怖、などの分類で、内臓と精神は関連づけられています。それらの精神活動が正常範囲であれば問題は生まれませんが、正常な範囲を超えたものは内臓に悪影響を与えて気血のめぐりに障害を引き起こします。

「ひとりのピエロは一ダースの医者にも勝る」ということわざあります。日本なら、「笑う門には福来る」です。明るく、よく笑う人は健康を維持できるパワーを持っていると言えます。

逆にストレスは神経・内分泌・免疫システムに乱れを引き起こし、老化を促進してシミやシワをつくります。他人の行動を非常に気にする人、頭を使い過ぎている人は、不眠になり、肌の艶を失います。いつもイライラして怒りっぽい人はシミ、ニキビができやすくなります。常に憂鬱な人もシワができやすいものです。ご用心ください。

加齢とともに抜け毛、白髪が気になります。これも肌同様、精神活動と深く関わっているのです。

恐怖のあまり、一晩で髪が真っ白になってしまった話はあちこちで聞きます。古くは古代中国の春秋戦国時代（紀元前四百年頃）、楚《そ》の王軍に追われ、逃げ道を失った伍子胥《ごししょ》は、恐怖と心労で一夜のうちに髪の毛が真っ白になってしまった……という話が残っています。

さらに歴史の本『南斉書』『北斉書』の中にも、冤罪で投獄された人が一夜で髪の毛が白くなって、老いてしまったという記載もあります。フランス革命によって王妃の座を追われ、死刑を目前にしたマリー・アントワネットの髪も、一夜で白髪になったと言われます。

悲しいことに出遭った人は老けていく例が多く、前夜に悲しいことがあって眠れなかったりすると、翌日の顔色は悪くなります。睡眠不足によって、内臓が変調をきたした結果です。

心寛体胖《しんかんたいはん》

中医学では、そのようなストレスによる体の異変を「肝鬱《かんうつ》」と呼びます。逍遙散《しょうようさん》、シベリア人参、疎肝散《そかんさん》などを利用して精神を安定させ、自律神経を調整し（↓疎《そ》肝理《かんり》気《き》）、憂鬱とイライラを解消することに効果を上げています。

精神のありかたが健康や肌の調子を左右する——。これを利用しない手はありません。

「私は老化をコントロールして若さを維持している」

「私の肌は美しくなっている」

と、積極的に考えることにしましょう。内臓の調子を整え、美肌をつくる力になるはずです。

気持ちの切り換えや、生活養生でがんを克服してしまう人もいるのです。

「プラス思考」「メンタル・タフネス」です。これを中医学では、「心寛体胖」（↓心が広ければ体調がいい）と……。

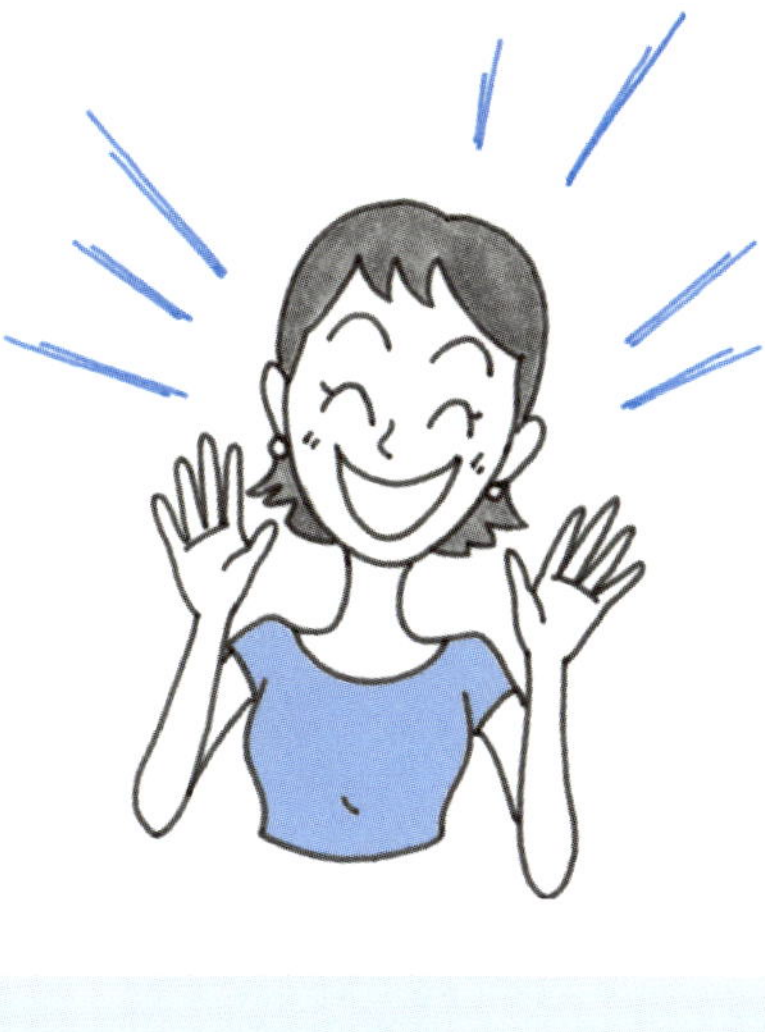

Q1　リラックスさせるマッサージを教えてください。

A1　誰でも簡単にできますので、次の方法を参考にしてください。

目的―目の疲れ、かすみ目、近視予防、リラックスに。

第一歩・目がしらのマッサージ

左右の親指の腹を、眉の内寄りの端の下に当て、小さくもむ。5秒×8回。

第二歩・鼻の付け根のマッサージ

親指と人指し指で鼻の付け根をつまみ、まず下に下げ、次に上へ押し上げる。5秒×8回。

第三歩・両頬のマッサージ

両手の中指と人指し指を揃えて小鼻のすぐ外側に当て、親指で下顎のくぼんだところを支えるようにしてから、中指だけを離して下に下ろし、人指し指で両頬の中央部をもむ。8拍子で8回。

第四歩・目の周りのマッサージ

両手の親指の腹を左右のこめかみ「二」に当て、親指以外の四本の指でこぶしを

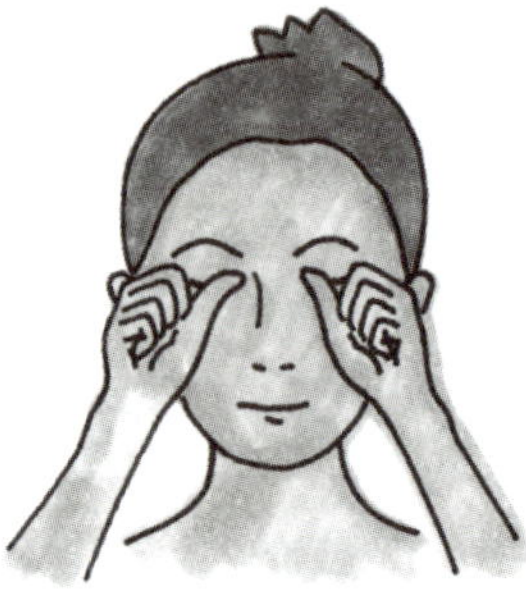

第一歩

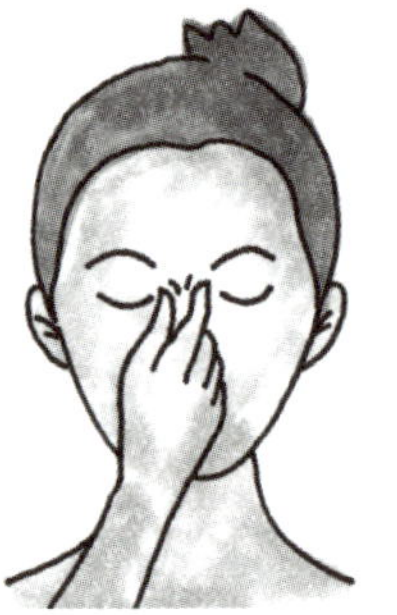

第二歩

つくり、人指し指の第二関節で目の周りを、まず上側（5秒）それから下側（5秒）と、内から外へ押しなでるように、「イ」→「ロ」→「ハ」→「ニ」→「ホ」→「ヘ」→「ニ」の順序で、ふた回りする。5秒×8回。

イ　攅竹《さんちく》……眉の内側の端。
ロ　魚腰《ぎょよう》……眉の真ん中。
ハ　絲竹空《しちくくう》…眉の外側の端の陥凹部。
ニ　太陽《たいよう》……眉の外側の端と目尻を結んだ線の中心から三センチ外側のところ。
ホ　承泣《しょうきゅう》……眼窩の下辺の真ん中と眼球の間。
ヘ　瞳子髎《どうしりょう》…目尻から外側に〇・五寸のところ。

第五歩・首の後ろで両手を組み、首を前に倒します。つぎに首を後ろに反らします。3～9回くり返します。

第六歩・呼吸をコントロールします。深い深呼吸を何度かくり返してみましょう。

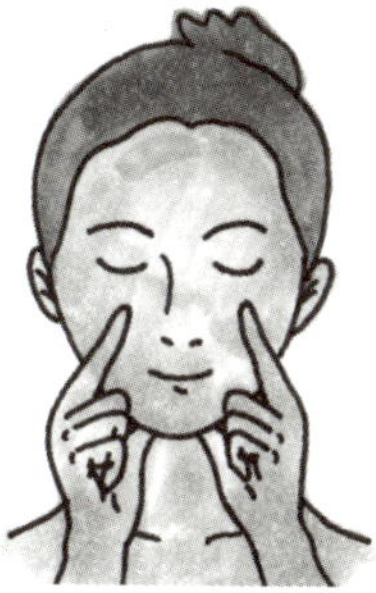
第三歩

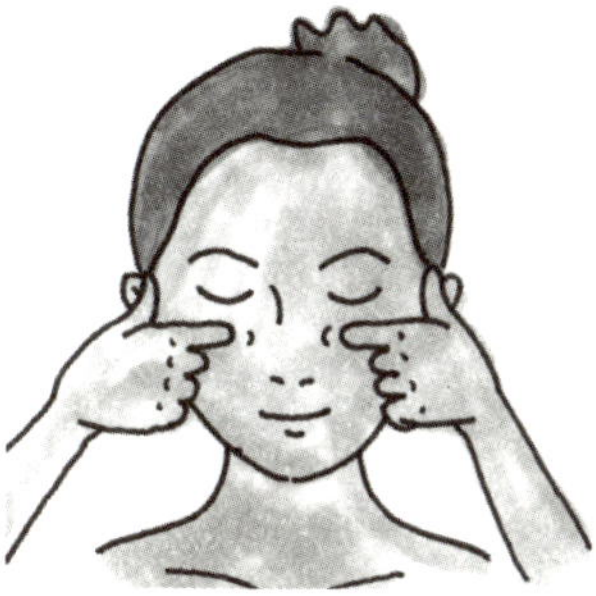
第四歩

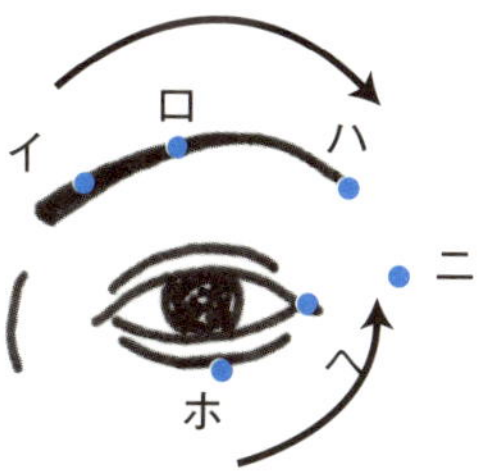

column5

「養形《ようけい》」と「養神《ようしん》」

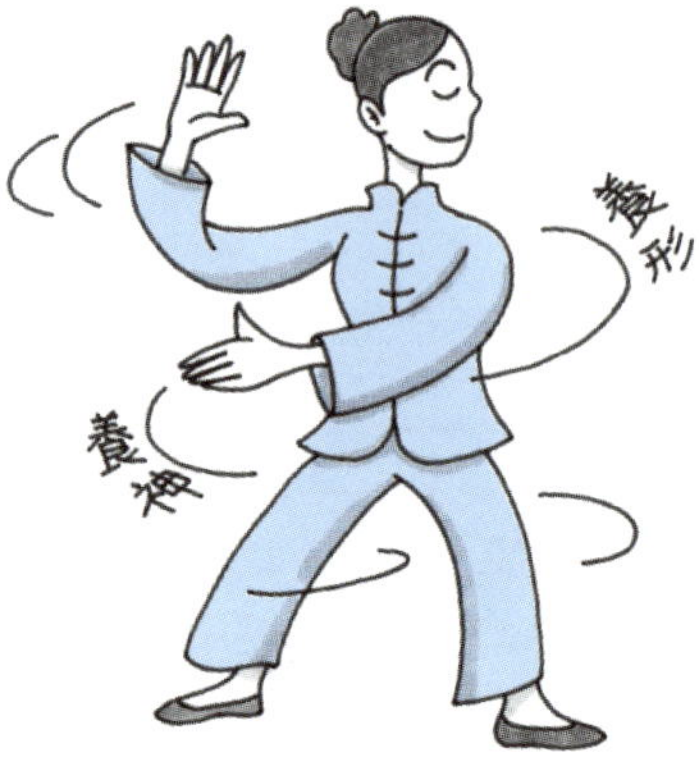

「養形」と「養神」は中医学養生学の基本思想の一つです。

「形」はわれわれのカラダや肌のことを指し、「神」はわれわれの精神活動のことを表します。中医学では、健康は単なるカラダの状態のみならず、精神活動の健康も含まれています。カラダが元気であるのと同時に、落ち着いた精神状態で前向きの気持ちを持ち、周囲の環境（自然環境と社会環境）との交流もうまく行なっていてこそ、真の健康と言えます。

長寿をめざして、内臓機能を高め気血を養うことを「形を養う」と言います。一方、精神をリラックスさせ、プラス思考を養成し、欲を捨て、いつも前向きな姿勢で働くことを「神を養う」と呼びます。この境地にあれば、肌も最高の状態になるでしょう。

「形を養う」漢方薬＝枸杞子、当帰、朝鮮人参、田七人参、黄精、麦門冬《ばくもんどう》、天門冬《てんもんどう》、黄耆《おうぎ》、玉竹《ぎょくちく》、丹参《たんじん》など。

「形を養う」食品＝蜂蜜、ユリ根、杏仁、黒ゴマ、銀耳、茸、大豆、大棗、落花生、松の実、山薬《さんやく》、クルミ、梨、生姜など。

「神を養う」薬と食品＝シベリア人参（刺五加《しごか》）、菊花、陳皮、竜眼肉、ミント、茶など。

「刺五加」とは耳慣れない名称ですが、北海道東部、シベリア、サハリン、千島、朝鮮半島、中国北部、アムールの山地の林の中などに生えているウコギ科ウコギ属の落葉低木です。

中国では古くから貴重な植物として珍重されてきました。明の時代（一三六八～一六三六）の文献には『寧得一把五加、不用金玉満車（車いっぱいの金銀財宝より、一握りの五加を得る方がよい）』と記載されています。

旧ソ連では一九五〇～一九六〇年にかけて、科学アカデミーのメンバーによって徹底した研究が行なわれ、刺五加は視床下部に働きかけてホルモン系や自律神経系を調節し、顕著な抗ストレス作用があることが証明されました。

もちろん、中国でも各地の医療機関で幅広い研究が行なわれました。その結果、精神安定作用・血脂降下作用・滋養強壮作用など、多彩な効力があることが判明しました。「特に、精神的な興奮と抑制のバランスを回復する作用に優れており、不眠症や自律神経失調症に著効がある」と報告されています。

日本では刺五加茶として市販されていますので、ぜひ一度お試しあれ――。

また、「形」と「神」を養うための方法として、太極拳、気功、ツボマッサージ、生活リズムの調整などがあげられます。生薬とのコンビはまさしく、「養形」と「養神」……となるのです。

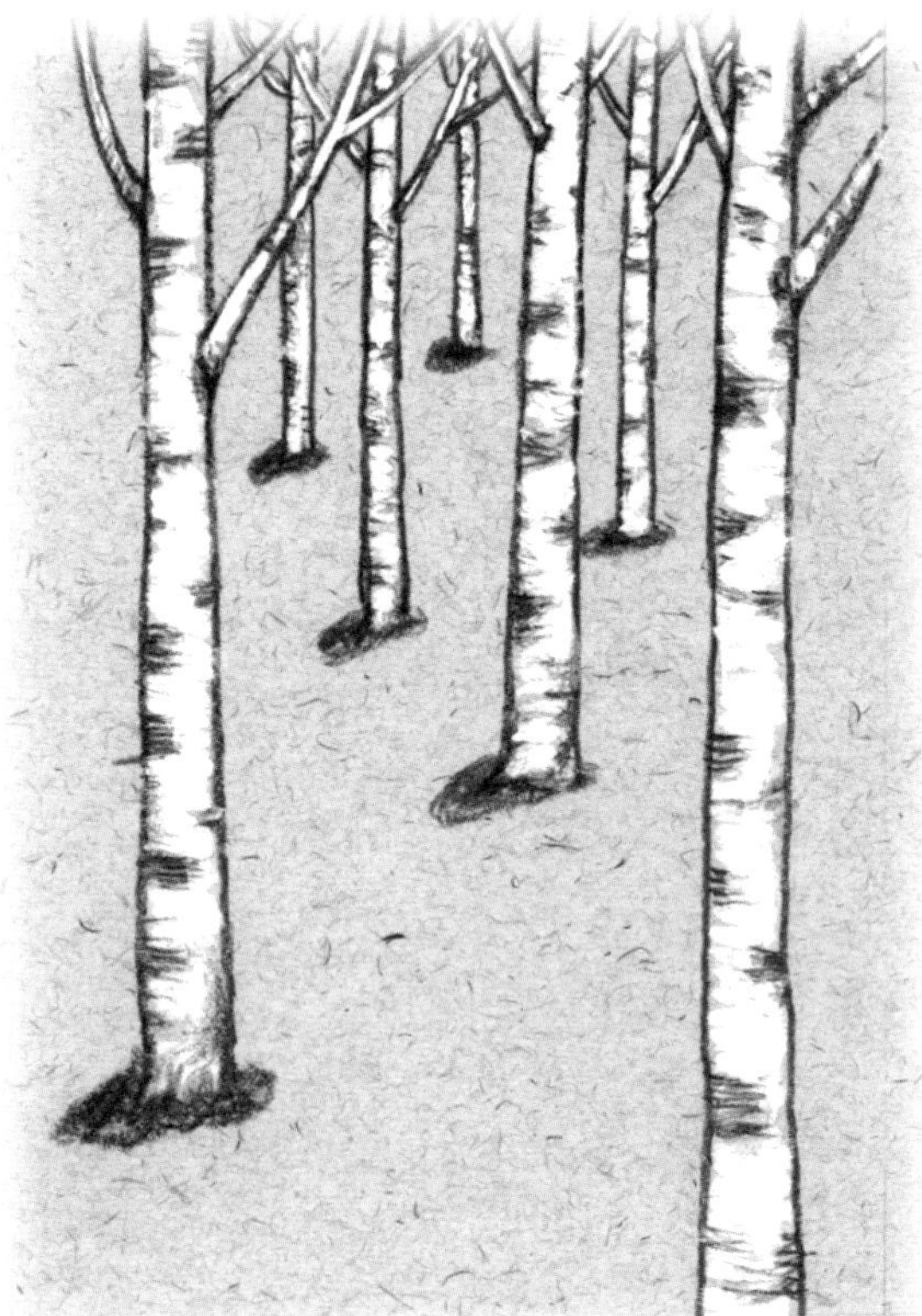

6

肌のトラブルと対策

——症状別ズバリ対処法

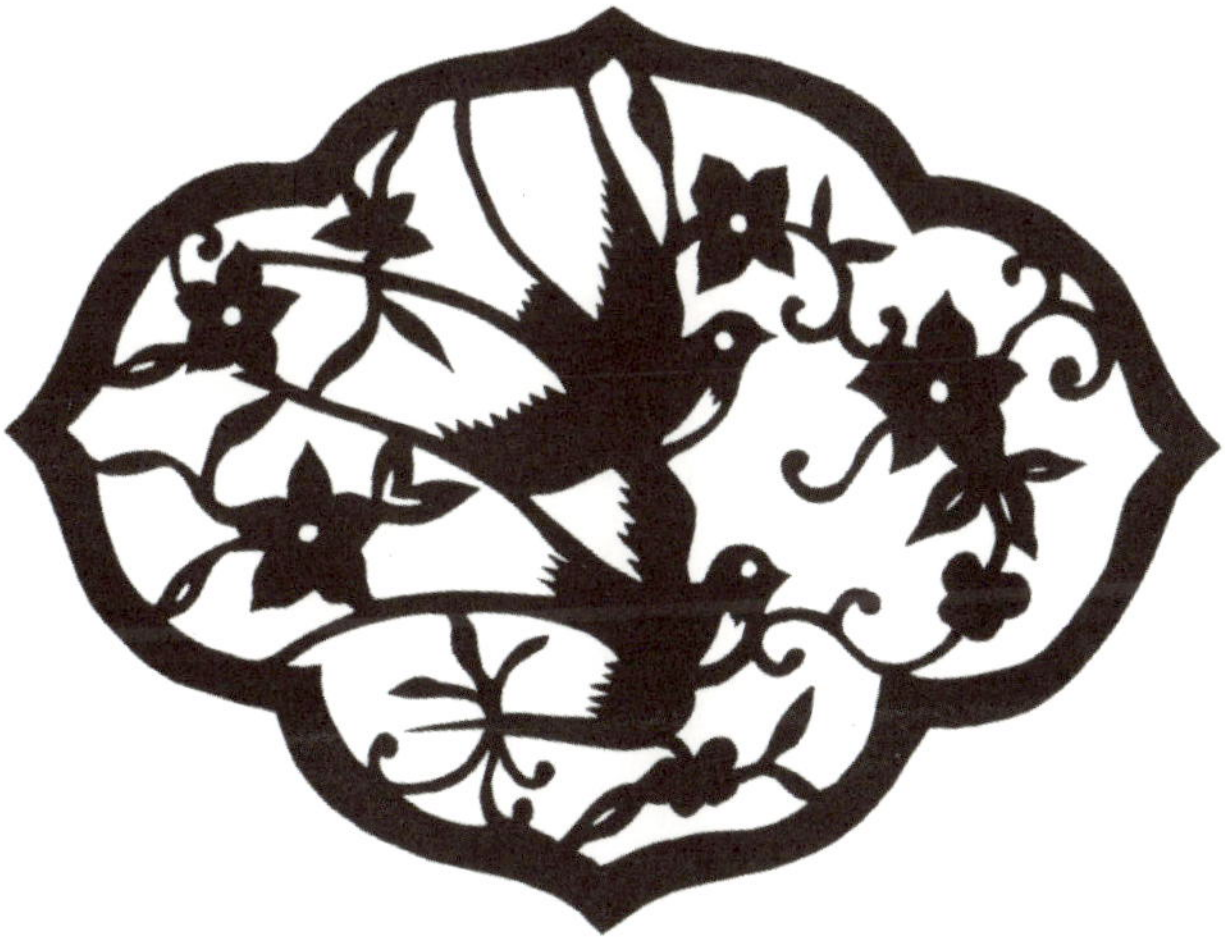

青春のシンボル「ニキビ」と大人の悩み「吹き出物」

○毛穴の黒ずみとニキビ

毛穴の黒ずみは面皰（コメド）というもののことで、実はニキビの始まりです。眉間、小鼻の周り、鼻の下の溝のところなどによくみられます。毛穴に皮脂の塊が詰まり、出口部分にそれが黒く見えて「毛穴の黒ずみ」となるのです。ニキビの前段階です。

ニキビは思春期に発症する脂腺性毛包（毛穴）の慢性炎症性疾患で、顔面、前胸部と上背部に散在します。発生部位に皮脂の分泌が多いので、脂っぽい感じがするのが特徴です。ひどくなると、ニキビが治った後も瘢痕を残し、美容上に大きな問題となります。

吹き出物は思春期を過ぎても顔に赤いブツブツの物が出ることで、繰り返すこともあります。二十五歳から四十歳の女性にみられます。見た目の皮膚症状はニキビと変わりませんが、発症部位は口の周り、あごなどに集中する特徴がみられ、大人のニキビと呼ばれます。

○ニキビの出やすい肌、出にくい肌

若者なら、誰でもニキビが出るかというと、そんなことはありません。人間の皮膚は体質により脂性的皮膚、中性的皮膚、乾燥性皮膚の区別があります。乾燥性皮膚を持つ人はニキビがあまり発生せ

ず、脂性的皮膚を持つ人はニキビが出やすいのです。

○ニキビの原因と見分け方

［ニキビの原因］

ニキビの発生は三つの原因が関わっていると思われます。

①ホルモンの分泌の異常。
②皮脂の分泌の異常。
③ばい菌の感染。

これらの原因が重なって発症します。

青春期に男性ホルモン（アンドロゲン）の分泌が増加し、ときに顔面、時に上半身の脂腺性毛包の発育異常、肥大を引き起こします。この時期、皮脂腺の分泌も盛んになっています。毛穴が詰まったところにばい菌の感染が重なって毛包部の炎症が起こり、ニキビとなるわけです。

中医学では陽盛体質（暑がり体質）の人、または一時的に陽盛の体内環境になっている人に、ニキビが発生しやすいと認識しています。

赤いブツブツ、膿疱などを中心とする症状について、「熱毒」という病邪によるものと考えています。カラダの中に熱がこもっている状態の中で、熱がさらにひどくなると「熱毒」と呼びます。熱毒になる段階では化膿がよくみられます。

青春期は心身の発育段階で、カラダの気は伸び伸びしています。体質的にカラダに熱がこもりやすい陽盛タイプになり、これはニキビが発生しやすい環境です。その状態で油っぽい、甘い、辛いなど刺激的な物を食べ過ぎたり、あるいは偏食していたら、さらに熱が盛り上がって、顔、上半身を侵してニキビを発症します。

皮膚、毛は肺系統に密接なつながりがあると考えています。熱、湿などの外からの刺激を受ければ、肺にも熱がこもりやすくなります。これが肌に悪影響を与えてニキビになることもあります。

また、胃腸に熱がこもって、胃腸の機能が失調して便秘になると、ニキビを悪化させる要因にもなります。

生活リズムの乱れ、ストレス、不眠なども、ニキビを悪化させます。

「吹き出物」の発病プロセスにはホルモンの乱れが重要なポイントです。生理周期のように出る時期が決まっていて、生理前に悪化し、生理後に落ち着く特徴がよく認められます。また、生理不順にともなう人にもたびたびみられます。

昔は乾燥肌なのに、三十代になってからニキビに悩まされている人もいます。中医学ではこのような人たちはノーマル体質から陰虚陽盛体質(津液が不足がち、熱がこもりやすい)に変わってきたと考えます。体質が変わったきっかけは不摂生、ストレス、無理なダイエット、乱れた食生活……など、いろいろ挙げられます。

〔ニキビの見分け方〕

ニキビの原因は熱毒によってつくられるのですが、見た目はいろいろなタイプがあります。

①毛穴に一致する白いブツブツ（丘疹）を圧迫すると黄白色の角質類が出る「粉刺」（白いニキビ）―中医学では「肺熱風熱タイプ」と呼ばれます。

②赤いブツブツを呈し、一部に膿疱も混じっている「尋常性ニキビ」（赤いニキビ）―中医学では「肺胃熱盛タイプ」と呼ばれます。

③赤くて化膿がひどく、膿疱を中心とする「膿疱性ニキビ」（黄色いニキビ）―中医学では「熱毒タイプ」と呼ばれます。

④暗紅色または褐色の硬い結節を呈する「結節性ニキビ」（黒いゴリゴリニキビ）―中医学では「痰《たん》凝《ぎ》瘀血（余分な水が滞り、血のめぐりが悪い）タイプ」と呼ばれます。

○ニキビの漢方治療

①内服漢方薬

ニキビの症状に対して中医学ではカラダの中に〝熱〟（炎症）があると考え、症状のタイプに合わせていくつの段階を分けて治療します。

〈白いニキビ、赤いニキビ〉

「白いニキビ」と「赤いニキビ」の治療方法に共通する、肺・胃熱、風熱を取るために次の漢方薬がよく使われます。

生薬＝金銀花、枇杷葉、黄芩《おうごん》、連翹《れんぎょう》、桑白皮《そうはくひ》、白芷、荊芥《けいがい》など。

漢方薬＝清上防風湯《せいじょうぼうふうとう》、銀翹散《ぎんぎょうさん》、涼血清営顆粒など。

〈黄色いニキビ〉

化膿、便秘などもある「黄色いニキビ」の時には〝熱〟のみではなく、さらに「毒（重度の炎症、感染症）」も存在していると考えます。「熱」と「毒」を追い出すために、より強力な清熱解毒薬（抗生物質的作用、抗炎症的作用を持つ）をよく利用しています。

生薬＝黄連、黄柏、板藍根、五行草、竜胆草、蒲公英など。

漢方薬＝黄連解毒湯、瀉火利湿顆粒、防風通聖散《ぼうふうつうしょうさん》など。

〈黒いゴリゴリニキビ〉

「黒いゴリゴリニキビ」には「熱」「毒」を取り除く以外に、不要な水（痰湿）を取り、血をサラサラさせる必要があり、次の生薬と漢方薬と連携して使うことが少なくありません。

生薬＝茯苓、薏苡仁、沢瀉、車前子など。丹参、赤芍薬、川芎、紅花など。

漢方薬＝温胆湯（痰湿をとる）、冠元顆粒（活血化瘀）など。

また、紹介したタイプ以外に、ニキビが出る人の体質にも若干の差異があり、自覚症状の差もあります。連携して内臓の調節が必要なこともあります。特にストレスによって悪化する傾向のある人には、逍遥散、加味逍遥散などを使ってリラックスさせる方法がよく用いられます。

「吹き出物」の治療について、以上の治療方法で症状をとる他に、体質の調節、特に生理周期に合わせた治療が必要なので（低温期では津液を補いながら熱を取り、高温期では集中的に「熱」「毒」を取る周期療法）、専門の先生に相談することをお勧めします。

また、くり返し発生する赤いニキビ、黄色いニキビなどには、「熱」「毒」が血まで入り込んでいると考えて、血を冷ます涼血薬を使う必要があります。日本で市販されている涼血清営顆粒はその代表的漢方薬です。

②外面の治療

〈湿布〉五行草一五gを水一リットルに一時間漬けて煎じ、冷まして患部に一〇分ほど湿布します。

または五行草一五g、板藍根一五gを右の方法で患部に湿布します。

③ニキビに効くマッサージ

〔顔のツボ〕

頭維＝前髪際の角で、前髪際より〇・五寸入ったところ。

頬車《きょうしゃ》＝下顎角の前上方約1横指、歯をくいしばった時に咬筋が隆起するところ。

耳門《じもん》＝前切痕の前、下顎関節後縁の陥凹部。

耳たぶ＝8拍子8回。

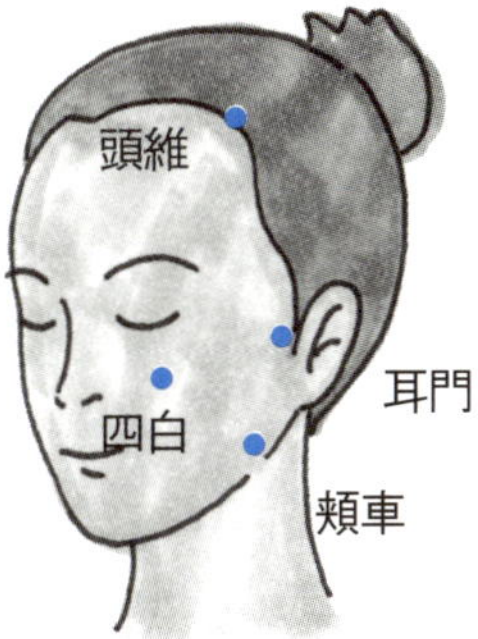

〔全身のツボ〕

尺沢《しゃくたく》＝肘関節横紋の上で、上腕二頭筋腱側の陥凹部、肘をやや屈曲して取穴。

曲池＝橈側肘関節横紋頭と上腕骨外側上顆との中央、肘を屈曲して取穴。

合谷＝手背部で第一中手骨と第二中手骨の中央やや人指し指寄り。

百会＝頭頂の真ん中。

百会

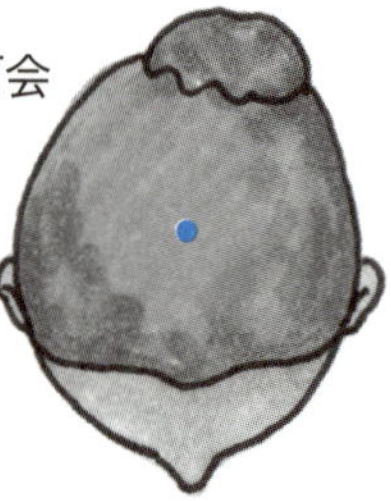

尺沢

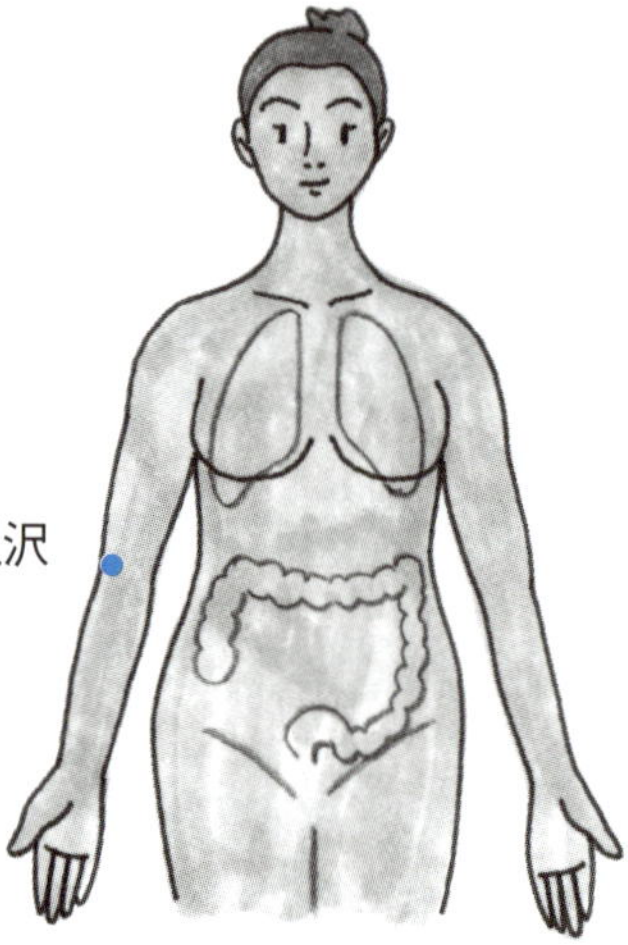

合谷

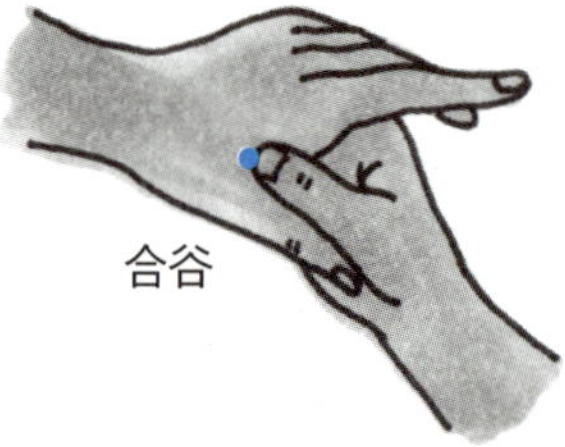

曲池

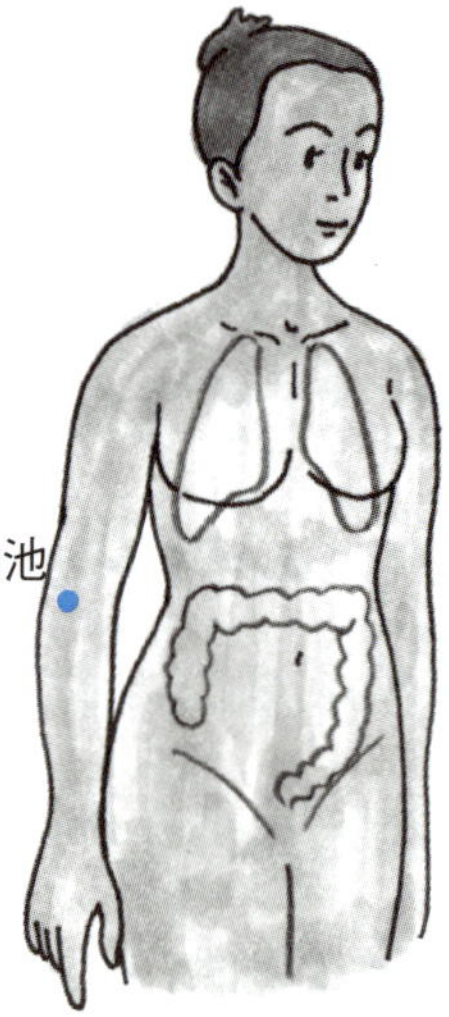

○ニキビの予防と養生

脂性皮膚を持つ人には「熱」がたまりやすい体質が多いので、板藍根、五行草、金銀花、田七人参の花などを常に飲むことで、「熱」を消去でき、ニキビと吹き出物の予防と治療に大きな効果があります。

養生の面では刺激の強い食べ物を避けて、果物、野菜などをよく食べ、便通をよくすることを心がけてください。患部を手で触ったり、潰したりせず、よく顔を洗うことです。

できるだけ化粧をしないほうがいいのですが、どうしても化粧したい場合には薄化粧にしましょう。疲れ過ぎないように心がけ、睡眠を十分取ってください。飲み物はコーヒーではなく、お茶がお勧めです。

薬茶

蓮子一五g、山薬一五g、ギンナン一〇g、玉竹一〇g、沙参一〇g、金銀花五gを、水五〇〇ccに一時間漬けておいて、一五分間煎じて飲みます。

ビワ・ハトムギお粥

薏苡仁（ハトムギ）一〇〇g、ビワ六〇g（皮と種を取り除く）、枇杷葉一〇g。

ビワの葉を洗って二〇分間煎じてから、ビワの葉を取り除き、ハトムギを入れてお粥を作ります。

出来上がったお粥にビワを入れ、混ぜてから食べます。

あかぎれになる人とならない人

○あかぎれって何?

あかぎれは手のひらや足がカサカサになって、皮がむけたり、肌に亀裂ができたりする疾患です。原因はいろいろ考えられますが、はっきりしていません。手だけに症状があるときは、接触性皮膚炎や手湿疹の場合が多いようです。頻繁に水仕事をしている美容師や主婦によくみられ、とても痛いものです。

中医学では、あかぎれはいろいろな素因の影響を受ける結果と考えています。まず、外界の刺激。たとえば、気候の寒冷、洗い過ぎ、保護の不足による乾燥などです。また、手足の皮膚を摩擦し過ぎると、肌は乾燥し、肥厚し、弾力が失われてあかぎれになります。美容師と主婦の場合、使用する洗剤によって手の皮膚が乾燥し、皮がむけ、手湿疹になる例が少なくないでしょう。また、体質の衰弱、特に血虚、気血不足の人は肌の潤いが少なくなるので、ここに秋、冬の寒冷や「風邪」の刺激を加わったときあかぎれになると考えられます。

○あかぎれの症状

指、手のひら、かかとなどによく発症します。進行はゆっくりで、最初、皮膚が乾燥してつっぱっている感じがあり、弾力が減退、細かい亀裂をつくります。悪化するにしたがって、皮膚はどんどんカサカサになり、亀裂が深くなります。痛みがあり、出血もあります。ばい菌に感染して化膿することもしばしばみられます。

○あかぎれの漢方治療

①あかぎれに効く生薬

白芨《びゃくきゅう》：収斂止血《しゅうれんしけつ》、消腫生肌《しょうしゅせいふ》の作用があり、止血、傷の修復によく使う名薬。皮膚の亀裂には内服または外用とも優れた効果があります。

沙棘油：内服では皮膚の弾力性や光沢を生じさせることができ、抗老化、肌の潤い、筋肉の弾力性の増強、シミやシワを取るなどの栄養保健作用を持っています。美肌、シミ、ニキビ、乾燥肌、乾燥性皮膚疾患などに適応します。

沙棘油は外用すれば、生肌潤膚の作用があり、あかぎれ、やけど、外傷、亀裂などに優れた効果があります。中国では沙棘で作った化粧品はかなりの人気を呼んでいます。日本でも沙棘クリームが市販されています。

②処方

〈乾燥して手足の皮膚がカサカサする場合〉

体質が弱い、気血不足によって起こる肌の潤い不足です。外からの保護以外に、足りない気血を養って乾燥を根本的に改善しましょう。八珍湯または十全大補湯で気血を養い、肌の潤いを取り戻します。冷え症がひどい場合には婦宝当帰膠、四物湯が最適です。

〈皮がむける、亀裂ができ、痒みや痛みがある場合〉

慢性接触性皮膚炎の可能性が高いので、気血を養うほかに、炎症を取らなければなりません。慢性湿疹に効く当帰飲子がよく利用されています。

外用では、天然薬でつくった軟膏で手足の皮膚を保護します。中国では当帰、紫草、ゴマ油、ワセリンでつくった軟膏を亀裂の部分に塗布する方法があります。この軟膏は「紫雲膏」の名で日本でも市販されています。また、沙棘クリームを使うのも一つの方法でしょう。

Q1 あかぎれの養生法を教えてください。

A1 あかぎれを改善するためには、治療よりも養生のほうが大切です。

①手を洗い過ぎないように心がけましょう。
②刺激の少ない洗剤を選びましょう。
③冬には手を洗うときにはできるだけ温水を使用し、あとでクリームをつけて手を保護しましょう。
④職業の関係で洗剤などを避けられないときは、綿の手袋をはめて皮膚を保護しましょう。
⑤冷え症、貧血がある場合は、積極的に治療して体質の改善を図りましょう。

Q2 しもやけ予防の注意点は何ですか?

A2 寒冷の季節にはカラダ、手足を冷やさないようにいつも保温に留意しましょう。

○しもやけの症状

しもやけはカラダの露出部分、とくに手足の末端、耳などに発症して、紅色ないし紫色に腫れます。ひどくなると、ジクジクしたただれになります。大部分のケースで痒みが伴うのが特徴です。発症は冬、暖かい季節になれば、自然に治ります。

屋内暖房や防寒衣料が整った現代では、昔ほど手や耳を赤くまん丸に腫らした子供を見ることは少なくなりましたが、寒冷地ではまだまだ手足の痒みに困っている人もいるでしょう。

○なぜしもやけになるか

寒冷季節に長時間屋外にいれば、だれでもしもやけになるでしょうが、普通の生活をしていてもしもやけになる人とならない人がいます。中医学の目で見れば、体質や体調によってしもやけになりやすい人となりにくい人がいるのは当然です。

しもやけになりやすいタイプは、冷え症がある人、貧血気味な人、生理不順、生理時に塊が多い人、日常の運動量が極端に少ない人などです。

その理由は、体内の陽気（カラダを温める力、新陳代謝のレベル）が不足、血をめぐらせる力が不足しているからと考えます。その結果、四肢の末端部が冷え、血の循環が悪くなり、瘀血状態に陥ってしもやけを発症するのです。

○しもやけに効く漢方薬

①内服薬

まず、カラダを温めて、体内の陽気を養わなければなりません、次には瘀血を駆除し血のめぐりをよくします。

手足が冷たく、しびれがあり、しもやけがみられる場合は当帰四逆湯《とうきしぎゃくとう》をお勧めします。

冷え症だけではなく、指先が青くまたは紫になりやすい方には、カラダを温め、陽気を養う力の強い参茸補血丸《さんじょうほけつがん》、至宝三鞭丸《しほうさんべんがん》の服用がいいでしょう。

さらに、丹参、ベニバラなどの生薬を使って血のめぐりをよくし、瘀血を駆除する処方としては冠元顆粒、血府逐瘀湯《けっぷちくおとう》があげられます。

しもやけになりやすい人は冬だけではなく、夏秋からカラダを温める体質改善の治療を行なったほうが冬季の発症防止になります。

②外からの治療と予防

・しもやけ部位（ただし、ただれがない状態）を、唐辛子と人参の葉を水で一五分間煎じた温湯で洗います。

・しもやけ部位を日に二～三回、軽くマッサージします。ニンニクまたは生姜汁をつけて行なえば効果的です。

特殊な肌――アトピー肌

○アトピー肌と正常肌のちがい

アトピー性皮膚炎患者の皮膚の特徴として、乾燥肌であること、表皮のバリアー機能が低下しており、刺激に反応しやすいことがあげられます。

アトピー性皮膚炎患者の皮膚表面の脂肪量を測ってみると、正常人よりはるかに少ないことがわかります。体質的に皮脂膜をつくる力が足りないことが原因とみられます。皮脂膜の不足と皮膚内の水分保持能力の低下により、刺激物質が安易に体内に侵入し、過敏な体質と合わせてアレルギー反応を引き起こします。

したがって、アトピー性皮膚炎の患者さんにとって、バリアー機能の回復が最も重要なポイントと言えるでしょう。

アトピー性皮膚炎の皮膚の炎症を抑えることはさほど難しいことではありません。中医学の清熱涼血解毒剤が非常に有効です。しかし、問題になるのは炎症が抑えられ、肌の症状が一時的に落ち着いた後のことです。いかに再発を抑え、ザラザラになってしまったドライスキンをすべすべな正常な肌に戻すかということです。肌の弱い状態が改善されない限り、再発しない保証はどこにもありません。症状が落ち着いているから、もう薬を飲まなくてもいいと考えて治療を中断したら、再発の可能性は残るでしょう。

中医学の治療方針として、赤み、ジュクジュクなどの症状を抑えることは重要ですが、それよりも、急性湿疹症状が落ち着いてからの、皮膚の質を改善する治療段階がもっとも重要になります。

○皮膚表面の保護（外からカラダの壁を作る）——中医学式のスキンケア

アトピー性皮膚炎患者は皮脂膜の不足により、カラダを保護できないことが発症の大きな原因の一つです。外から人工的に皮脂膜をつくるケアが欠かせません。

中医学では、五行草、板藍根、黄芩、沙棘、紫草根、朝鮮人参、当帰、薏苡仁など、皮膚に潤いを与え、炎症を抑える天然の植物を利用してクリーム、軟膏などをつくって皮膚を保護します。これらのクリームや軟膏は副作用も少ないので安心して使うことができます。

①清潔の保持＝シャワーを浴び、汚れを取り除きます。お湯の温度は三八度くらいのぬるま湯がいいでしょう。石鹸とシャンプーは刺激の少ないものを使いましょう。たわしやナイロン製クロス

などは避けてください。

②乾燥からの防御、水分の保護＝入浴時に保湿剤を使いましょう。

③皮脂膜の再建＝入浴後、保湿剤（ワセリン、クリームなど）を全身に塗布しましょう。

滲出が多い場合には水剤（湿布あるいは薬浴）を中心とします。慢性、乾燥性皮損には薬浴の後、軟膏、クリームを塗布します（連合方法）。

・水剤・湿布―ジュクジュクタイプには三％の五行草液で湿布します。ときにはスプレーも使います。あるいは五行草、黄柏、苦参、地楡、竜胆草各一〇gを煎じて湿布します。

・薬浴―五行草浴剤、または地黄、苦参、蛇床子、黄柏各一〇gを煎じたものを入れて入浴しましょう。

Q3 アトピー性皮膚炎の養生法を教えてください。

A3 冷たい物を摂り過ぎないように注意しましょう。

中医学では食事の制限などを行ないます。たとえば、炎症の強い時期には、かに、えび、魚などを食べさせないようにしています、とくにナマ物と冷たい物を禁じるのですが、中医学ではそれらが「湿熱」（炎症）をつくると考えているからです。また、栄養の吸収を助けるために、焦三仙（山楂子、麦芽、穀芽）などを服用して胃腸を守り、皮膚炎の防止に努めます。

養生の基本をあげてみましょう。

・特殊な体質であることを充分に認識しましょう。
・紫外線対策を講じましょう。
・動物性の食材を充分に加熱してから食べましょう。
・冷たい物を避けましょう
・化学繊維、ウール製品の下着を避けましょう。
・酵素の入った洗剤は避けましょう。
・ストレスを避けましょう。

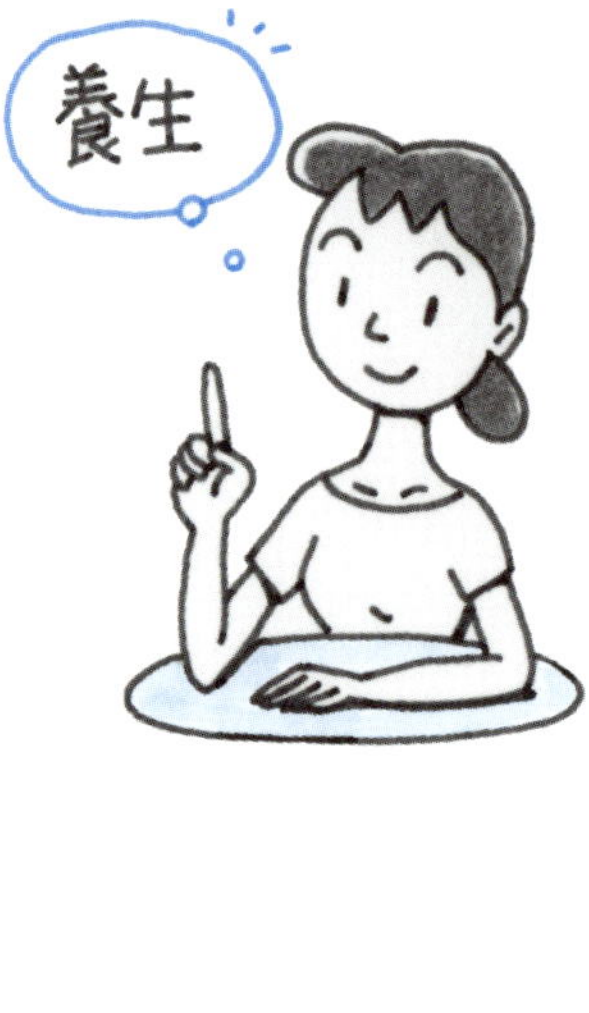

・環境を整備、改善しましょう。
・清潔に努めましょう。
・便通に気をつけましょう。
・偏食は避けましょう。
・感染の予防に努めましょう。
・スキンケアを心がけましょう。
・皮膚を掻かないようにしましょう。
・皮膚が改善されても治療を続けましょう。

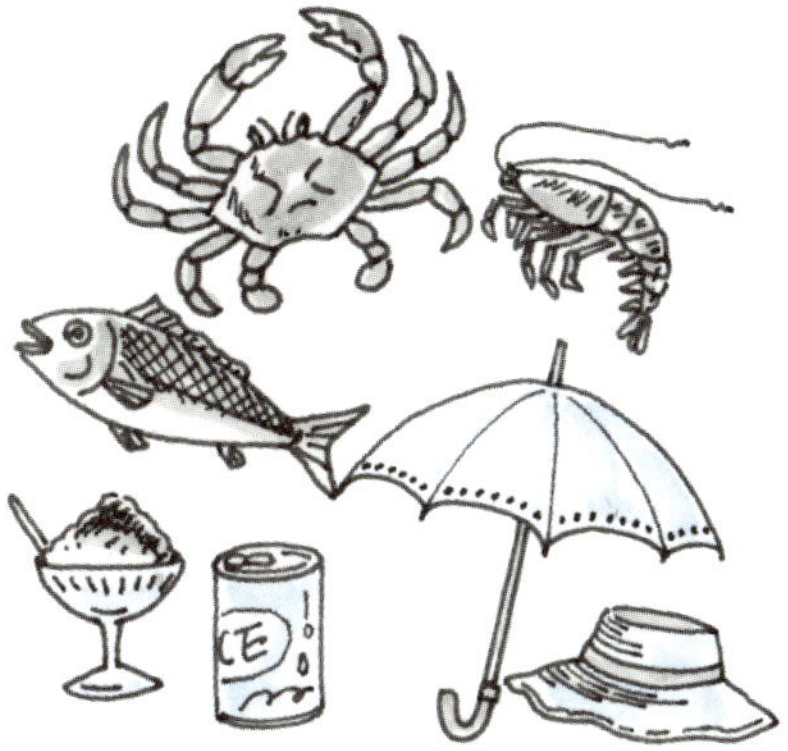

シミにもいろいろ

○シミとは

シミは顔面、とくに前額、頬、鼻背、目の周り、口の周りなどに、左右対称にみられます。比較的境界がはっきりしていて鮮明な淡褐色ないし暗褐色の色素斑で、大きさもいろいろです。

成年女性に多く、男性にもみられます。炎症症状はなく、自覚症状もありません。夏季に増えたり悪化したりし、冬に軽減する傾向があり、紫外線やストレスの影響によってひどくなるケースが多くみられます。

シミはカラダに重大なトラブルを引き起こすことはなく、主に美容的問題ですが、女性にとってやはり大きな問題でしょう。

○シミができる原因

シミは皮膚基底層を中心にメラニン顆粒が増えることで発生します。ひどい場合には真皮上層にもメラニンファージなどがみられます。正常の肌と比べると、メラニン細胞の働きが強くなっているのが確認されます。

現代医学では原因は明らかでなく、ホルモンバランスの異常、薬物の影響、慢性疾患の影響などが関与していると考えられています。

中医学的には、「体質が弱い」「腎虚によってホルモンのバランスが崩れ、カラダに栄養を供給する腎精が不足している」「脾胃機能が低下して代謝が悪化している」「ストレスの影響で精神を調節する肝系統の機能が乱れ、気血のめぐりに障害を生じている」などの結果として気血が顔を十分に養うことができず、シミとなると考えます。

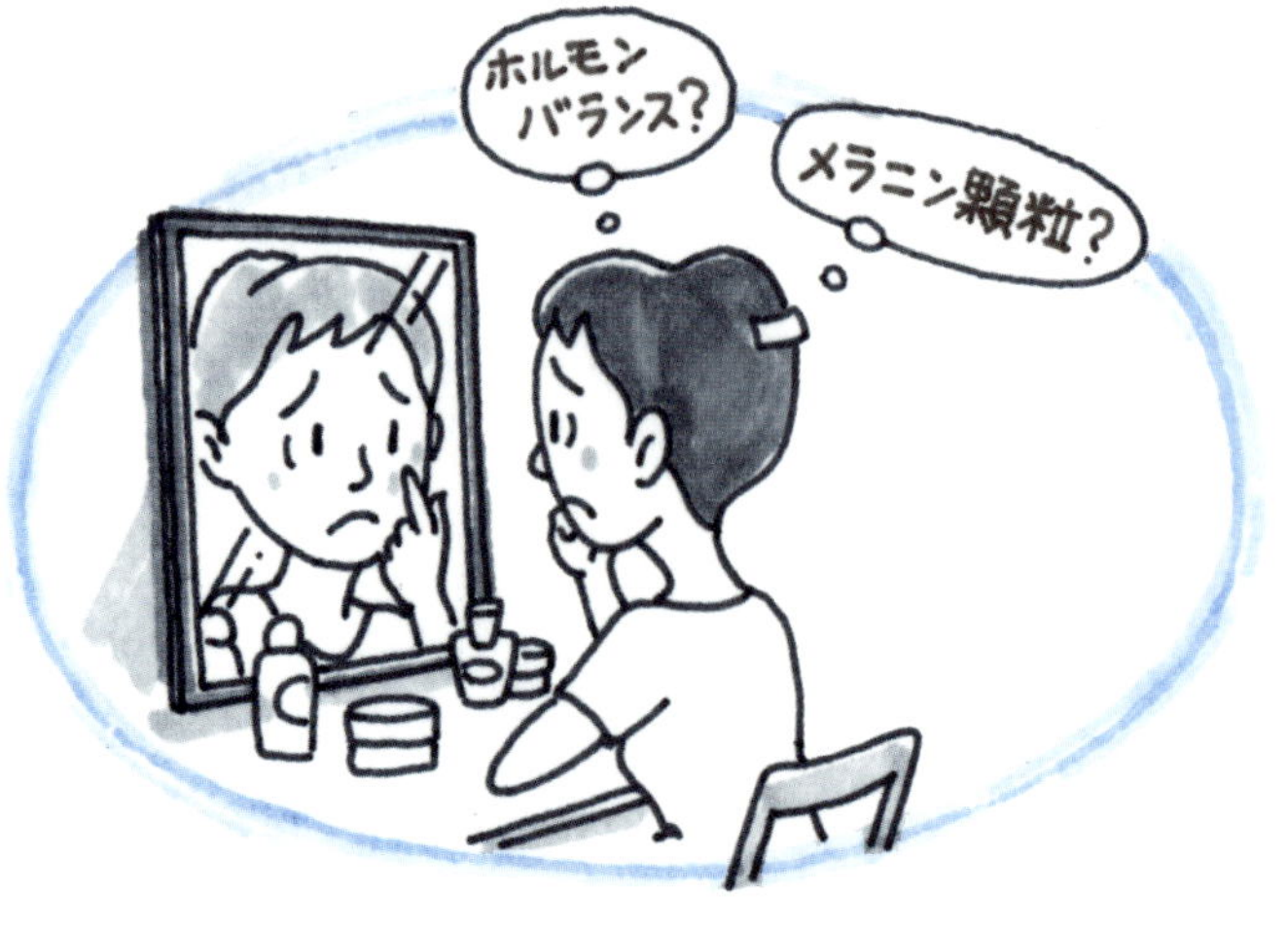

○シミのタイプチェックと有効な中医学

中医学では、自覚症状の違いによって、シミをいくつかのタイプに分けています。

①気《き》滞血《たいけつ》瘀《お》タイプ――濃褐色斑、とくに頬のシミが濃い。イライラしやすく、怒りっぽい。胸脇部に張痛がある。のぼせ、不眠、生理不順。舌に瘀斑あるいは瘀点があります。

有効な漢方薬＝逍遙散、四逆散など。

②肝腎不足タイプ――褐色色素斑、境界は鮮明。顔色に艶がない。めまい。腰や膝にだるさや痛みがあります。

有効な漢方薬＝杞菊地黄丸、瀉火補腎丸など。

③脾《ひ》虚湿滞《きょしったい》タイプ――シミは泥色のような汚れた感じがあります。食欲不振、軟便または下痢。疲れやすい特徴がみられます。

有効な漢方薬＝補中益気湯《ほちゅうえっきとう》、香砂六君子湯《こうしゃりっくんしとう》、参苓白朮散《じんりょうびゃくじゅつさん》など。

シミは気血のめぐりの悪化、瘀血の現象を伴っていることが多いので、よく活血薬を併用します。たとえば、丹参、ベニバラ、桃仁など。また、田七人参を常服すれば、治療と予防に有効でしょう。

自覚症状がはっきりしないタイプもあります。その場合には逍遙散、六味地黄丸を服用して体質改善を図ることをお勧めします。中国では沙棘という果実から取った油を服用したり、沙棘の成分を配合した化粧品の使用でシミを改善したという報告もよく聞きます。

○シミに効くマッサージと漢方パック

〈マッサージ〉

顔面のマッサージ＝前出の推拿方法と同じですが、シミの周りのツボを中心としてさらにマッサージします。

体幹部のツボのマッサージ＝よく使われるツボは足三里、三陰交《さんいんこう》、血海《けっかい》、合谷《ごうこく》など。一つのツボを、はじめは軽く、次第に強く、重だるい感じがあるまで一分間くらい押します。気血のめぐりをよくし、脾胃の機能を強くしてシミを改善します。

〈パック〉

沙棘パック

《材料》白芷粉末五～一〇g、真珠末一～二g、沙棘油〇・六g、蜂蜜三cc、ミルク四cc。

《作り方》全部をよくかき混ぜます。

《使い方》夜洗顔後、二〇分間くらいパックします。

白芷は祛風止《きょふうし》痒《よう》、美白作用があり、シミを取ります。活血をうながし、肌への栄養循環をよくします。

玉肌散

《材料》緑豆末二四g、滑石3g、白芷末三g、白附子末一・五g、真珠粉、沙棘油、牛乳または卵白少量。

《作り方》水を加えて混ぜます。

《使い方》夜洗顔後、顔に塗布してパックします。

このパックには清熱、解毒、美白、潤膚などの作用があります。シミ、シワ、くすみ、やけど、むくみに有効です。

Q4 シミの予防法と養生法を教えてください。

A4 心身のバランスを整え紫外線とストレスには要注意です。

外部からの刺激に注意することはもちろんですが、心身のバランスを整えることも大切な要素です。特に紫外線とストレスには要注意です。

①紫外線からの防御

日光の直接的な照射を避けることは重要なポイントです。紫外線の刺激はメラニン細胞の活性を変化させ、色素をつくる働きが強くなります。ひどい場合には、メラニン細胞を変性させて皮膚がんになることもあります。また、紫外線は真皮の組織にも損傷を与え、肌の老化を加速して、シワ、たるみなどもつくります。

②有効な食材

肌を潤わせるものを食べましょう。たとえば、キノコ、キクラゲ、レバー、棗、りんご、イチゴ、ほうれん草、みかん、クルミなど。反対に抑えたほうがいいものはタバコ、お酒などです。

③慢性疾患のチェックと治療

慢性疾患がある場合、体内のバランスをとることは極めて困難です。すでに気血も損傷しているケースが多いので、肌への潤いの増補は一層難しくなります。また、シミは慢性疾患によってつくられたものも多いので、シミを解消したい場合には、むしろカラダの調節と慢性疾患の治療から始めるほうが得策です。

④ストレスを避け、元気で生活を楽しむ

中医学には「情志不調《じょうしふちょう》」という言葉があります。現代の言葉でいうと「ストレスによる精神不安の状態」とほぼ同じ意味です。この状態にある女性は自律神経失調になっているケースが非常に多いようです。自律神経の失調はホルモンの失調にもつながりますから、ストレスのある女性にはシミがよく認められます。

中医学では、精神状態の調節は肝系統で行なっています。したがって、逍遙散などの漢方薬を用いて肝系統を調節すると同時に、自分のコントロール能力を高め、リラックスすることが非常に大切です。

column6

沙《サ》棘《ージ》

〈生命の果実〉

皮膚炎の治療……とくにアトピー性皮膚炎となると、対処の一番手として登場するのが「沙棘」なのです。

沙棘は中国、チベット、内モンゴルの二千メートル以上の高山や、砂漠地帯の厳しい環境で生育している、たわらぐみ科の沙棘属に属する植物です。その果実にはビタミンE、ビタミンA、フラボノイドなどの含有量が豊富で、古来より、「生命の果実」として知られ、美肌成分の宝庫としても重用されてきました。

学名は「Hippophae」で、語源は「Hippo＝馬」、そして「phae＝輝く」の組合せからきています。

古代ギリシャには、「重病を患った馬でも沙棘の林に放牧しておくと、元気になる」という話が残されています。

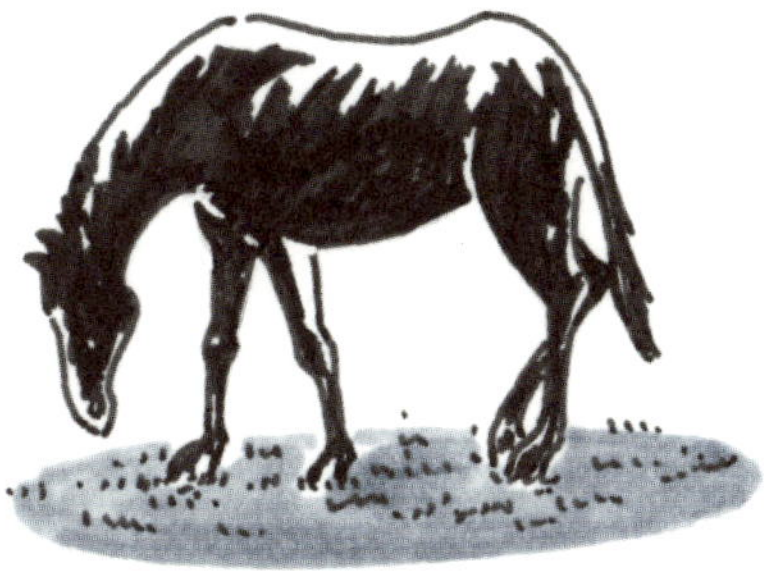

また一二七一年に元朝を立ち上げたフビライは、沙棘を宮廷の強壮剤としてこれを使ったと言われます。これにはフビライのお祖父さんで、大蒙古帝国の始祖、ジンギスカンからの伝承があったと思われます。

ジンギスカンの騎兵軍団がアジア大陸を東征した際、何度も沙棘によって馬が生命を救われた、健康を回復した、という実体験があったと言われます。

八世紀中ごろ、アーユルヴェーダ医学のサンスクリット語原典をチベット語訳したチベット医学の聖典、『四部医典』には沙棘の医学的効能がはっきりと記載されています。

「利肺止咳（肺系統の機能改善）、健脾養胃（消化機能改善）、活血化瘀（血液の流れをスムースにする）、補益精気（カラダを元気にする）、生肌潤膚（肌をなめらかにする）、扶正固本（生理機能の回復を促進）等の効能を有する」

現代医学の研究によれば、沙棘には免疫力向上、抗アレルギー、抗酸化、老化防止、血管拡張、微小循環改善、血脂減少、血管軟化、抗癌、抗輻射、抗疲労、骨髄造血促進、組織修復促進、皮膚弾力増強、美肌等の薬理作用などが認められています。

〈美肌をつくる三つのパワー〉

①細胞レベルから皮膚の弾力をサポートする。肌の張りをよみがえらせ、シワを伸ばす。
②皮膚細胞のきめを整え、潤いを保ち、乾燥から肌を守る。

③紫外線によるダメージから肌を守り、シミ、ソバカスを防ぐ。皮膚細胞の再生力をアップさせる。

……とここまで書き進んでくると、「では商品化された物は」となるでしょう。

「誰も書かなかったアトピー性皮膚炎の正体と根治法』で登場したものを、改めて紹介しておきましょう。

沙棘の実を主成分に、「エゾウコギエキス（シベリア人参エキス）」「真珠抽出エキス」「山楂子《さんざし》」「桑白皮《そうはくひ》」などの天然成分を配合したモイスチャー・クリームがそれです。とくに乾燥傾向の肌、顔への外用に効力を発揮します。

古代より、人類が求め続ける「不老不死」「不老長寿」には〝抗酸化〟がポイントになります。そのための内服として、「紅沙棘《ホンサージ》」「沙棘精《サージセイ》」「心沙棘《シンサージ》」といった製品も開発されています。

もちろん、老化を止めたり、時間を逆行させることは、未だ人類の英知の及ぶところではありません。

しかし、老化をいかに緩やかにするかが、若さをキープするカギとなるのです。

さあ、永遠の美を目指して……。

円形脱毛症

①円形脱毛症の特徴

悩み事が続いたりした後、ふっと気がつくと……。子供の頃に「五円だ」「十円だ」と騒いだ記憶をお持ちの方もいらっしゃるかもしれません。まさしく、そうした形状の脱毛斑が被髪頭部に突然発生することがあります。それが円形脱毛症で数は不定。拡大・融合するケースも少なくありません。また、眉毛、ひげなども侵される場合があります。次の特徴がよくみられます。

a 青年期によくみられる。
b 頭部に多発する。
c 突発性があり、自覚症状が少ない。
d 進行は緩やか。
e 自然に回復することが多いが、再発しやすい。

②タイプチェック

肝気《かんき》鬱結《うっけつ》タイプ：進行が速く、若者に多くみられます。イライラ、熱っぽい不快感を伴います。ときに頭部に掻痒があり、不眠気味になります。

有効な漢方薬＝逍遙散《しょうようさん》、四逆散《しぎゃくさん》など。

肝腎不足タイプ：髪の毛がカサカサして光沢がなく、白髪、茶髪が出現することがあります。円形脱毛が多発、それが融合して大きい面積となったり、再発しやすいタイプです。顔色がよくない、めまい、耳鳴り、腰や膝がだるい症状を伴います。

有効な漢方薬＝七宝美髯丹《しちぽうびぜんたん》、海馬補腎丸《かいまほじんがん》、首烏片《しゅうへん》などがあります。

血阻絡タイプ：円形脱毛がなかなか再生できず、ときに頭部皮膚に刺痛を感じます。顔色は艶がなく、または暗い感じがあります。舌に瘀斑、瘀点があります。

有効な漢方薬＝通竅活血湯《つうきょうかっけつとう》、冠元顆粒などがあります。

③外用

生姜片で脱毛部に熱感が出るまで、軽くマッサージします。一日二回。

宋の政和年間（一一六一～一一八九）に成立したと言われる名著、『聖済総録《せいざいそうろく》』には「気血を補う何首烏を根気よく服用すれば、髪の毛に艶を出し、黒くするので、髪を染めるよりもよい」と記載されています。

Q5 円形脱毛症の予防法はありますか？

A5 女性はホルモンの乱れにご用心です。

大切なポイントは「①バランスのとれた食生活　②無理なダイエットはしない　③ストレスをためない」です。

仕事バリバリ、喫煙・飲酒……男性的な私生活になっているキャリアウーマンが増えていますが、そうした人たちの中から「男性型脱毛症で困っている」という声を聞きます。円形脱毛症は内向的な性格の人に多いのですが、このケースは逆です。

いずれにしても薄毛が気になったら、髪の毛よりもまず、自分の生活、カラダの内側を見直してみましょう。

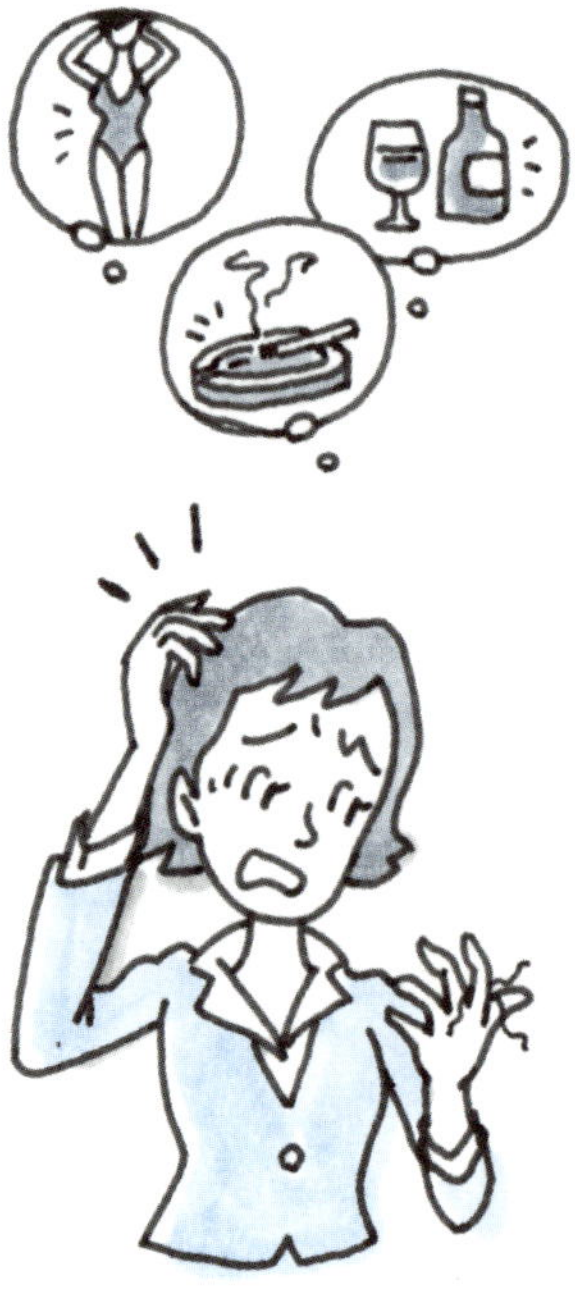

column7

五行草

知っている人には宝、知らない人にはただの雑草……漢方薬には、こんな例が少なくありません。

美肌追求、肌のトラブルに関して、いの一番にランクされる五行草もその一つです。

名前の由来はその姿、形にあります。

葉が青、茎は赤、花は黄、実は黒、根は白で、中国の五行論にちなんで五行草と名付けられました。

また、その顕著な効能から、長寿菜、安楽菜、長命菜とも呼ばれています。

中国ではもともと、葉の形状が馬の歯を削ったように見えるところから、馬歯莧《ばしけん》と呼ばれていました。


馬歯莧伝説――。

その昔の中国。嫁ぎ先で苛められていた娘がいました。食べ物もろくに与えられずに、飢えを抱えながら、毎日働かされていました。

「このままでは死んでしまうだろう……」

娘は絶望の淵に沈みかけていました。時間は経過する。しかし、空腹ではあっても、一向に死が近づいてくる気配はありません。

「何かおかしい……」

娘がそう感じ出した頃、村では赤痢が流行りはじめ、村人たちが次々と死んでいきました。

「いよいよ私も……」

しかし、その赤痢さえも娘には近づこうとはしませんでした。

それこそ、

「なんでだろう？」

となるわけですが、娘はハタと思い当たったのです。

「あの雑草に違いない！」

娘は空腹を紛らわすため、日ごろから、道端に生えている雑草を口にしていたのでした。

五行草の薬理作用は多彩です。乾燥させて煎じて飲めば、腹痛、下痢、湿疹、皮膚炎、おでき、ニキビ、いぼなどに著効があります。湿疹や虫さされにはエキスを外用として用います。

スベリヒユ科の雑草。西洋でも民間では胃腸薬、便秘薬として愛用され、サラダ菜となって食卓に並ぶことも少なくないようです。

日本でも江戸時代には、五行草はニキビの治療薬として、とてもポピュラーな存在だったようです。お化粧の歴史をいろいろと調べている中で、『都風俗化粧伝《みやこふうぞくけわいでん》』に出会いました。一八一三年（文化十年。

第十二代将軍・徳川家慶の時代に刊行された、日本初の化粧専門書ということでした。

この本の中に、粉刺《ふんし》（ニキビ）、面皰《めんぽう》（ニキビの初期）に対する治療法が記載されていました。

「馬歯莧、水にせんじ、あらいてよし』

――伝説の薬草。現代では非常に身近なものとして、用いることができます。スキンケア・クリームに、入浴剤に、お茶に、サラダに……五行草は時空を超えた〝健康菜〟と言えるでしょう。

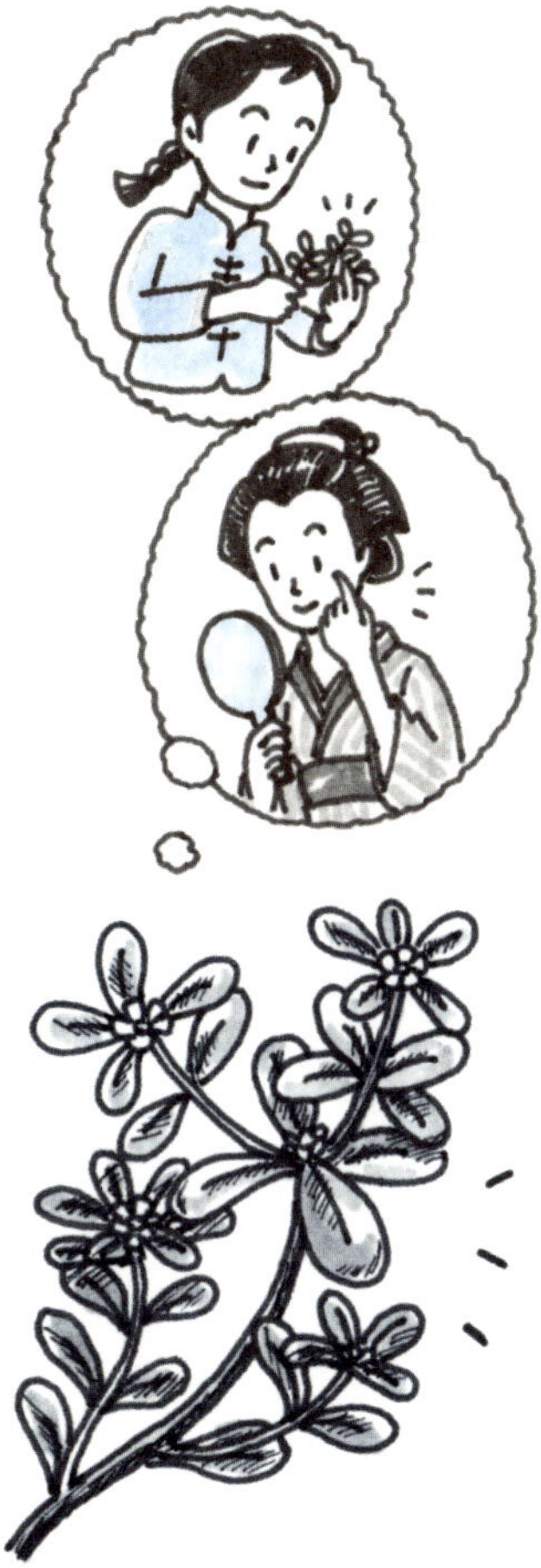

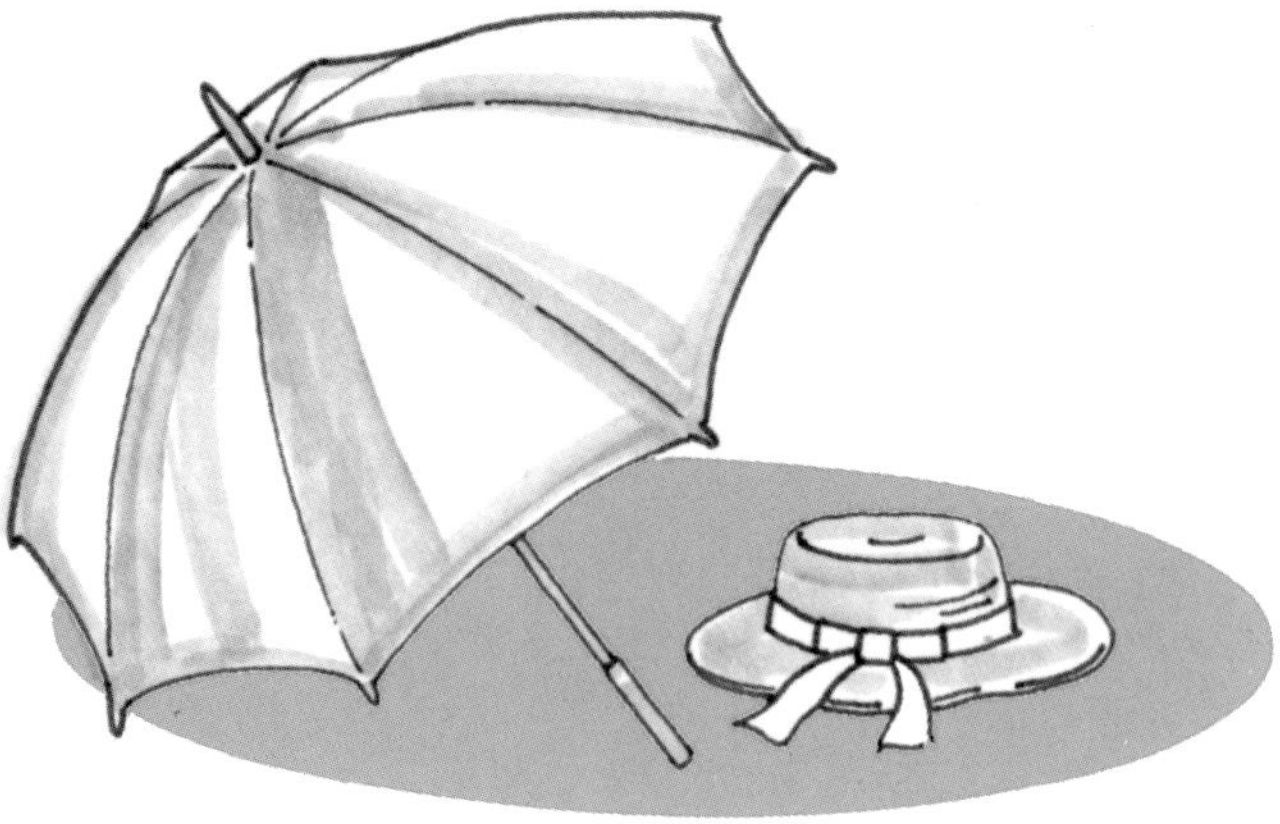

あとがき

「美」の追求

「キレイになろう」

「キレイな素肌を」

たくさんの雑誌、TV番組、インターネットなどなど……。女性をターゲットに〝キレイ〟をキーワードにした情報がいたるところにあふれています。

「美」に関する情報の需要の高さを物語っています。

そして、どんなに新情報を入手しても、さらに効果的な、新なる情報を求めてやまないのが女性というもの。美しさのためにはどこまでも貪欲になれる——それだけ、「美」は、女性にとって永遠の憧れなのではないでしょうか。

「美」に対する追及は古代よりさまざまな方法で行なわれていました。

たとえば、今から四〇〇〇年くらい前の中国・夏の時代には、米で作った粉を顔に塗る〝美白化粧〟が存在した、と言われています。美肌に関する中医学理論や養生法などの独特な手法が誕生したのも、このころからです。

当時の女性たちも、美しさを切望していたことは間違いありません。そんな独特な方法は、時空を超えて生き続け、現在でも中国美人たちの美しさの入手方法として身近な存在となっているのです。それは、何よりも効果があるからにほかなりません。

中国美女の美しさのヒミツ

七〇〇年代……唐の時代に生きた楊貴妃。そして十九世紀の中国政治にも大きな足跡を残した清の西太后。いずれも歴史にその名を残す美女たちですが、中医学理論にのっとった養生法を励行していたことがさまざまな文献に記述されています。

楊貴妃＝大好きな温泉に浸かり、その後は真珠入りの秘伝クリームでスキンケア。

西太后＝真珠の粉の内服と塗布、玉の棒を使った顔と体のマッサージ。就寝前の卵白パック。忍冬花《にんどうか》液によるシワの予防。桃の花を使った洗顔と入浴。美容にいい薬膳料理。

このように、古来から中国美人たちは、自然にある物を上手に利用して、カラダに良い薬草や食材を、常に生活の中に取り入れてきました。そして、その効能こそが肌本来の機能を高め、若さや美しさを保ち続けることができた最大の理由なのです。

美肌ビジネスにご用心

日本に来て約十年が経とうとしていますが、美容に関するトラブルの多さに驚いています。国民生活センターに寄せられる苦情のワースト3は、「化粧品」「エステティックサービス」「健康食品」だそうです。

実際に受けた被害内容のトップは皮膚障害で、全件数の約四〇％だそうです。化粧品単独の場合は、約九〇％が皮膚障害ということです。しかし、実際に相談を受けていると、シミ・カサツキ・湿疹などの原因が化粧品だということに気づいていない人も少なくありません。となると、実際の苦情はまだまだ……。

一見、魅力的な情報に安易に飛びついてはいけないのです。

肌質、体質、カラダの状態は人それぞれ異なります。一つの方程式が万人に当てはまるはずもないのです。

美肌とは

「肌は内臓の、カラダの内面の鏡」と言われます。それほど、心身の健康度を的確に表現するものです。

便秘だったり、ストレスが溜まってイライラしていたり……必ず肌は輝きを失ったり、何かのトラブルに見舞われる可能性があるでしょう。そんな時、カラダの内部に目を向ければ、改善策が見つけられるはずです。

本書はそのためのガイドブックといっていいでしょう。

美肌は一日にして成らず――。「中国には素肌美人が多い」などと言われますが、それは、美しさを追求してやまない女性たちの、日々の心身のお手入れの賜物であったのです。

美しく見えるために

生まれつきの顔かたちは、手術でもしないかぎり変えることはできません。でも、形を変えなくても、見た目の印象だけで他人に美しいと感じさせることは充分に可能です。

そのときに美しさのカギを握るもの、それこそが、われわれの全身を覆っている肌の状態なのです。健康的な肌というのは、われわれの生命を支えているだけなく、それ自体が絶えず新しく生まれ変わり、いつもイキイキとした生命に満ちあふれています。自分自身の身体を健やかに保つとともに、明るい気分さえも運んできてくれるのです。

若々しく輝く肌は、「美」を表現するための一番重要な要素といっても、言い過ぎではありません。しかも、その美しさは、どんなオシャレにも勝る、大きなパワーを秘めているのです。

自然界の恵みをいかに取り入れて「美肌づくりのミ・ナ・モ・ト」にするか？　本書は歴史にも裏打ちされた中医学理論を、あなたの症状に合わせてやさしく解説したものです。さあ、お好みの教室のトビラを開けてください。

平成十五年秋

中医師　楊　暁波

附録

美肌のための常備薬

補気薬（元気にさせる。免疫、抵抗力を高める。新陳代謝を高める）
漢方薬：補中益気湯《ほちゅうえっきとう》
生　薬：黄耆《おうぎ》、朝鮮人参、白朮《びゃくじゅつ》、黄精《おうせい》

補腎薬（精力をつける。カラダを温め、冷え性を改善する）
漢方薬：八味地黄丸《はちみじおうがん》、海馬補腎丸《かいまほじんがん》、至宝三鞭丸《しほうさんべんがん》
生　薬：鹿茸《ろくじょう》、肉苁蓉《にくじゅよう》、菟絲子《としし》、沙苑子《しゃえんし》

補血薬（血を増やす）
漢方薬：四物湯《しもつとう》、婦宝当帰膠《ふほうとうきこう》
生　薬：地黄《じおう》、当帰、阿膠《あきょう》、何首烏《かしゅう》

補陰薬（カラダを潤し、ほてり、のぼせを取る）
漢方薬：六味地黄丸、杞菊地黄丸《こぎくじおうがん》、八仙丸《はっせんがん》、瀉火補腎丸《しゃかほじんがん》
生　薬：麦門冬《ばくもんどう》、天門冬《てんもんどう》、沙参《しゃじん》、ユリ根、枸杞子、女貞子《じょていし》

気血両補薬（元気にさせる。血を増やす。補気薬と補血薬のコンビ）

漢方薬：八珍湯《はっちんとう》、十全大補丸《じゅうぜんだいほがん》

活血薬（瘀血を取り、血のめぐりをよくする）

漢方薬：冠元顆粒、血府《けっぷ》逐瘀《ちくお》湯《とう》、桂枝茯苓丸《けいしぶくりょうがん》

生　薬：丹参《たんじん》、田七人参、紅花、川芎《せんきゅう》、桃仁《とうにん》

健脾薬（消化吸収機能を高める）

漢方薬：四《し》君子《くんし》湯《とう》、香砂六君子《こうしゃりっくんし》湯《とう》

生　薬：党参《とうじん》、白朮、山薬《さんやく》、茯苓、甘草《かんぞう》

養心安神薬（精神を安定させ、睡眠を改善する）

漢方薬：天王補《てんのうほ》心丹《しんたん》、酸棗仁湯《さんそうにんとう》

生　薬：酸棗仁、竜眼肉《りゅうがんにく》、霊芝、遠志《おんじ》、シベリア人参など

疏肝理気薬（リラックスさせる。ストレスを緩和する）

漢方薬：逍遙散《しょうようさん》、加味逍遙散、四逆散《しぎゃくさん》

生　薬：柴胡《さいこ》、芍薬《しゃくやく》、香附《こうぶ》子《し》

中医学用語解説 (五十音順)

☆弁証(症状のタイプ)

肝鬱化火	かんうつかか	ストレスが多く、イライラし、怒りやすい。血圧が上がり、頭痛、めまい、目の充血、耳鳴り、口渇などの症状が出る。
肝鬱血瘀	かんうつけつお	ストレスが強く、血のめぐりが悪い。
肝気鬱結	かんきうっけつ	ストレスによって全身を流れる気が渋滞し、イライラし、落ち込む。→気滞肝鬱
肝腎陰虚	かんじんいんきょ	肝と腎が弱くなり、かすみ目、腰·足が重だるい、ほてり、寝汗、めまい、耳鳴りなどの症状が出る。
気血両虚	きけつりょうきょ	エネルギーと血が不足。疲れやすい、風邪を引きやすい、肌に艶がない、くすみ、顔色が悪い、動悸、めまい、立ちくらみ、生理が少ないなどの症状が出る。
気滞血瘀	きたいけつお	ストレスによって、血のめぐりが悪くなる。→気滞血瘀
血虚生風	けっきょせいふう	血が不足。肌、筋、靭帯などが潤わないことによって肌の痒み、カサカサ、手·足の震えなどの症状が出る。
血虚肝鬱	けっきょかんうつ	血が不足し、ストレスが強い。イライラして顔色が悪い、肌がかさかさ、立ちくらみなどの症状が出る。
湿熱血熱	しつねつけつねつ	湿と熱がたまって血にも影響し、血に熱がこもっている。イライラ、肌に赤い発疹、発熱などの症状が出る。
情志不調	じょうしふちょう	ストレスにより、精神が不安定になる。
腎虚血瘀	じんきょけつお	腎が弱く、血のめぐりが悪い。
腎虚血虚	じんきょけっきょ	腎が弱く、血が不足する。

☆治則（治療方法）

安神潤膚	あんじんじゅんぷ	精神をリラックスさせ、肌を潤わせる。
温陽活血	おんようかっけつ	カラダを温め、血のめぐりをよくする。
活血化瘀	かっけつかお	血液をサラサラにして、血流をスムーズにする。
活血烏髪	かっけつうはつ	血をめぐらせ、髪を養う。
健脾益肺	けんぴえきはい	消化吸収機能を高め、肺系統を補う。
健脾益気	けんぴえっき	胃腸の吸収代謝機能を守り、元気なカラダをつくる。
健脾利湿	けんぴりしつ	消化機能を高め、水分代謝を活発にする。
健脾利水	けんぴりすい	消化吸収機能を高め、体内の不要な水分を取り除く。
滋陰活血	じいんかっけつ	カラダを潤わせ、血のめぐりをよくする。
止咳平喘	しがいへいたん	咳と喘息を止める。
色黒入腎	しきこくにゅうじん	色が黒いものは腎系統に作用する。
収斂止血	しゅうれんしけつ	収斂作用によって出血を止める。
潤燥烏髪	じゅんそううはつ	肌を潤し、髪の毛を黒くする。
潤肺生津	じゅんぱいせいしん	肺機能を助け、津液を補う。
潤膚通便	じゅんぷつうべん	肌を潤わせ、便通をよくする。
潤膚容顔	じゅんぷようがん	肌を潤わせ、顔色をよくする。
消腫生肌	しょうしゅせいふ	腫れを取り除き、肌の再生をよくする。
消食去脂	しょうしょくきょし	消化機能を高め、脂分を取り除く。
消食健胃	しょうしょくけんい	消化機能を高める。
清火生津	せいかせいしん	熱を取り、体液を補う。
清心安神	せいしんあんじん	精神を安定させる。
生津潤燥	せいしんじゅんそう	カラダを潤わせ、肌の乾燥を改善する。
清熱解毒	せいねつげどく	炎症を取り、ウイルスや細菌の感染を防ぐ。
清熱利湿	せいねつりしつ	体内の不要な熱と水分を取り除く。
疎肝調経	そかんちょうけい	リラックスさせる。
疎肝理気	そかんりき	自律神経の働きをよくして、カラダの適応性を高める。
寧心安神	ねいしんあんじん	精神を安定させる。
扶正固本	ふせいこほん	生理機能の回復を促進し、カラダを元気にする。

補益肝血	ほえきかんけつ	肝が貯蔵する血を補って元気にする。
補益肝腎	ほえきかんじん	肝、腎系統を補う。
補益心脾	ほえきしんぴ	心と脾系統を補う。
補気健脾	ほきけんぴ	気を強くする。疲れを取る。消化機能を高める。
補気生津	ほきせいしん	元気を補い、津液を潤わせる。
補気養陰	ほきよういん	気を補い、津液を潤わせる。
補気養血	ほきようけつ	気と血を養う。
補血安神	ほけつあんじん	血を養い、精神を安定させる。
補血益精	ほけつえきせい	血を増やし、腎系統を強くし、カラダを潤わせる。
補血益気	ほけつえっき	身体の気を補充して、血液に栄養を与える。
補血養肝	ほけつようかん	血を補い、肝を養う。
補腎強腰	ほじんきょうよう	腎を強くし、腰痛み・だるさを解消する。
補腎黒髪	ほじんこくはつ	腎を補い、髪の毛に潤いを与え、黒くする。
補腎益精	ほじんえきせい	腎系統を強くし、老化を防止する。
補腎活血	ほじんかっけつ	腎系統を強くし、血のめぐりをよくする。
補腎養血	ほじんようけつ	腎の機能を高め、血を養う。
補脾益腎	ほひえきじん	脾と腎系統を補う。
補養肝腎	ほようかんじん	肝と腎に栄養を補い、肝腎陰虚の症状を取る。
養陰生津	よういんせいしん	津液を潤い、肌に水分を与える。
養血安神	ようけつあんじん	血を増やし、精神の安定を図る。
養血益気	ようけつえっき	血を養ってカラダを元気にする。
養血補液	ようけつほえき	気を強くして血を養う。
理気活血	りきかっけつ	気をめぐらせて、リラックスさせ、血液の流れをよくする。
理気醒脳	りきせいのう	リラックスさせ、疲労を取り除き、頭をすっきりさせる。
利肺止咳	りはいしがい	肺系統の機能を改善し、咳嗽《がいそう》（からせき）を止める。
涼血解毒	りょうけつげどく	血を冷まし、のぼせを静めて毒を消す。
涼血止血	りょうけつしけつ	血を冷ます。止血作用もある。

■著者略歴

楊暁波（よう　きょうは）

中国雲南省昆明市出身
中医師
1984年8月　雲南中医学院医学部卒業
1984年9月～1994年3月　雲南省中医中薬研究所内科医師、講師。同研究所にて臨床、研究、教育を従事
1994年4月　埼玉医科大学に留学
1996年9月　日本遺伝子研究所に勤務
1999年1月　日本中医薬研究会専任講師として、中医学の普及活動に従事。現在に至る
中華中医薬学会会員

楊　達（よう　たつ）

中国雲南省昆明市出身
中医師、医学博士
1982年12月　中国雲南中医学院医学部卒業
1982年12月～1993年3月　中国雲南中医学院内経教室、大学院、中医外科（皮膚科専門）教室助手、講師
1993年3月　埼玉医科大学皮膚科教室留学、医学博士号を取得
日本中医薬研究会専任講師として、中医薬の普及活動に従事。現在に至る
中華中医薬学会会員、日本皮膚科学会会員、埼玉医科大学皮膚科協力研究員

■監修者略歴

川瀬　清（かわせ　きよし）

1925年10月　　東京、赤坂生まれ
1945年 9 月　　東京薬学専門学校卒業
1947年 3 月　　東京帝国大学医学部薬学科専科（生薬学）修了
1951年 4 月　　東京薬科大学助手
1962年 4 月　　東京薬科大学助教授
1975年 4 月　　東京薬科大学教授
1991年 3 月　　東京薬科大学名誉教授
日本薬史学会常任理事、社会薬学研究会常任幹事、日本中医薬研究会顧問

主な編・著書
「くらしとくすり」（1976年、汐文社）
「日本薬学会百年史」（1982年、日本薬学会）
「薬学概論」（1983年、1994年、1998年、南江堂）
「中薬大事典」（1985年、翻訳・監修、小学館）

［制作スタッフ］
構　　成：戸塚　秀
デザイン：岩井　弘
イラスト：縄紀代志

[お問い合わせ]
本書の内容と中成薬（中国漢方の薬）について、もっと詳しくお知りになりたい方は、こちらまでお問い合わせください。

日本中医薬研究会事務局
東京都中央区日本橋2−9−4　大東ビル4F（〒103−0027）
電話　03−3273−8891
ホームページアドレス　http://www.chuiyaku.or.jp/

やさしい中医学シリーズ4
あなただけの美肌専科

2003年10月15日　初版第1刷発行

監　修　川瀬　清
著　者　楊暁波／楊　達
発行者　瓜谷 綱延
発行所　株式会社 文芸社
〒160-0022　東京都新宿区新宿1-10-1
電話　03-5369-3060（編集）
03-5369-2299（販売）
振替　00190-8-728265
印刷所　図書印刷株式会社

ISBN4-8355-6309-3 C0047

ISBN4-8355-1728-8